産婦人科専門医が教える！

不定愁訴を治す食事

武者稚枝子
MUSHA CHIEKO

幻冬舎MC

産婦人科専門医が教える！

不定愁訴を治す食事

はじめに

どれだけ休んでも疲れが取れない、常にイライラしてしまう、夜なかなか眠れない……。多くの女性は、このような自分では原因が分からない体調不良、すなわち不定愁訴に悩んでいます。しかも診察や検査を受けても不調の原因をつきとめられず、よくあること、仕方のないことと治療を諦めてしまっている人は少なくありません。

私は女性の抱える悩みや不安を解消することを目的に2011年、地元の山梨県大月市でクリニックを開業し、産婦人科専門医として不定愁訴に悩む数多くの女性たちに向き合ってきました。その経験からいえることとは、不定愁訴は栄養学（オーソモレキュラー療法）に基づいた血液検査と丁寧なカウンセリングを行えば、原因をつきとめ不調を解消できるということです。そして、その原因のほとんどは毎日の食事にあると私は感じています。

不定愁訴に陥る女性の多くは、家庭や仕事における役割を優先するあまり、自分自身の健康をおろそかにしてしまいがちです。しかし朝は忙しいので食べない、お昼はコンビニ弁当、夜は残り物のおかずとごはんだけなどの食事を続けていると、身体は栄養不良に陥ってしまいます。特に月経のある年代の日本人女性に多いのが鉄欠乏と低血糖です。鉄欠乏になると細胞内の酸素が減って情緒が不安定になってしまい、その状態を落ち着かせるために糖質を大量に取ると、反動として急激に血糖値が下がって低血糖に陥ります。この鉄欠乏や低血糖が、不定愁訴の症状として代表的な疲労感やめまい、眠気などを引き起こすのです。

例えば鉄を多く含む食べ物としてレバーや赤身肉、赤身の魚などがありますが、仕事に家事に忙しい日々を送る現代人で毎日しっかり食事に取り入れられている人はなかなかいません。また、コンビニで手軽に買えるパンやおにぎり、甘くておいしいお菓子やジュースには驚くほどの量の糖が含まれています。炭水化物を減らして野菜を食べればいいと思う人もいるかもしれませんが、おいしさを求めて品種改良を繰り返した野菜には糖がたっぷり含まれているため、実は野菜をたくさん食べることも過剰な糖の摂取につながる恐れがあります。「食事はバランス」という言葉がありますがまさにそのとおりで、さまざまな食べ物から適切な栄養を適切な量摂取することが重要なのです。

とはいっても毎日の食事をいきなり変えるというのは非常に難しいので、チョコレートは毎日１粒にする、一口でもいいから１日３回食事を摂る、肉か魚を必ず１食取り入れるなど、自分のできる範囲で徐々に改善していくことが大切です。毎日ほんの少しでも意識をし続けることで不定愁訴は解消されていくのです。

本書ではカウンセリングと栄養学で多くの患者を治療してきた経験から、医学的根拠に基づいた不定愁訴の原因のつきとめ方、必要な栄養素を適切に摂取するための食事法をまとめました。一般的に正しいといわれていることと異なることもあるため、目からうろこと感じる人もいると思います。本書を読んだ一人でも多くの人が、健康で自分らしい毎日を過ごせるようになれば著者としてこれ以上うれしいことはありません。

目次

第2章

不調の原因は毎日の「食事」にあった！
栄養不良が不定愁訴を引き起こす

第3章

不定愁訴を根本から治すオーソモレキュラー療法とは――
血液検査とカウンセリングで必要な栄養素を導き出す

第4章
糖、鉄、たんぱく質……
必要な栄養素を適切に摂取する方法

第5章
栄養療法とカウンセリングで不定愁訴から解放された女性たち

第1章

疲れが取れない、イライラする、
眠れない……
多くの女性が悩まされる
原因不明の体調不良

スーパーウーマンを求められる女性たち

食べられない、眠れない、休んでも疲れが取れない……このような心身の不調に悩まされている人は少なくありません。肩こり、手足の冷え、腹痛、胃の痛みなど、人によって症状も悩みもさまざまです。なかにはずっと我慢していてやっと病院に行ったものの、不調の原因は分からないまま、しばらく様子を見てくださいなどと言われてがっかりしてしまったという話も耳にします。

こうした原因不明の不快な症状は「不《ふ》定《てい》愁《しゅう》訴《そ》」と呼ばれます。女性の不定愁訴はホルモンバランスの乱れが原因とされがちですが、生育歴、生活環境の変化のほか、栄養不足や遅延型アレルギーなど複数の要因が関係しています。

現代の女性たちは、親世代や祖父母の世代に比べて、一見すると生き方の選択肢が増え幸せになったようにいわれます。確かに、１９４５年（昭和20年）の第二次世界大戦後までは女性には選挙権もありませんでしたし、１９８５年（昭和60年）に男女雇用機会均等法が出来ましたが、それまでは均等でなかったからこそ、こうした法律が出来たわけです。

女性に学問はいらないと、多くの女子校では「良妻賢母」を建学の精神に掲げていました。「どこの国の話？」という気がしますが、ほんの数十年前までの日本でのことなのです。１９８７年（昭和62年）、私が大学に入学したときに先輩の女性教授が「女医は男性医師の２倍働いてようやく一人前と認められます」と話されたことを今でも覚えています。

現在は女性の生き方も多様になり、少しずつ女性が働きやすい環境になりつつありますがまだ過渡期です。長い間続いた男性中心の仕事環境にそのまま女性が入っているだけのことが多く、まだまだ本当の意味で居心地よく均等に働く環境ではないところが多いと思います。また昔から女性の役割であった家事や育児、介護などの仕事は、まだまだ女性が中心に行っています。日本の女性は何でもこなすスーパーウーマンであることを求められているのです。

こうした状況のなか、多くの女性たちは心も体も疲れ切っています。世界経済フォーラム（World Economic Forum：WEF）で毎年発表される各国の男女格差を測るジェンダーギャップ指数は、欧米諸国と比較し日本は常に低く、韓国や中国、ＡＳＥＡＮ諸国より低い順位です。

ただ、私は男女格差について懸念していることがあります。最近はあらゆる面において

「多様性」があることに重きがおかれます。これ自体はもっともなことですし、私自身も性（生）教育などでジェンダーレスについての理解を伝える側です。しかし多くの生物にはオスとメスがあり、人間においては女性には子どもを産む機能があります。今後は子宮を人工的に作ったり移植したりして男性も出産が可能となるかもしれませんが、現時点は女性しか産めません。子育てや育児といったマルチタスクも女性と男性で比べると女性の方が得意な傾向があります。

　こうした特性は認識しておく必要があると思うのです。

　夫に子どもを看ていてと伝えて出かけたところ、帰ってみるとただ見ていただけで、子どもが大泣きしていたという話はよく聞きます。

　まだきちんと話すことが出来ない子どもの表情やしぐさを読み取り、子どもが何を望んでいるのかをくみとったり、料理や洗濯をしながらも子どもが危ない行動をとっていないか気を配ったりするという能力は女性のほうが男性よりも長けているように思います。一方、男性は一つ目標を定めると脇目もふらず集中して達成する能力は高い方が多いのではないでしょうか。

　ジェンダーバイアスということではなく、脳科学でも研究されているところです。どちらが優れているということではありません。家事・育児、介護なども、ただ男性に半分担ってもらうことが均等ではないのです。むしろ苦手なことを無理やりさせて、迷惑なのは子どもや高齢者です。ではどうすればいいのでしょう。

海外では育児であれば、オーストラリアのメルボルンには産後うつの予防や早期治療を目標とした相互援助組織であるＰＡＮＤＡＩ（Post and Natal Depression Association Inc.）があります。アメリカ・カナダなどはdoula（ドゥーラ）という妊娠中から母親に関わり、出産時にも付き添ったり、産後12週くらいまで家事や育児などをサポートしたりする専門職があります。

日本でも助産師さんを中心としてドゥーラの協会や産前産後ケア施設などここ10年余り前から少しずつ取り組みが充実しつつありますが、まだどの地域でも当たり前に利用するところまでは至っていません。核家族化が進んだ今、夫婦だけで分担するのではなく、専門家の知恵を借りながら地域や社会全体で担うことが必要です。親も育児を学び、時間と心に余裕をもって子どもに向き合うことが出来たら親子にとってもいいのではないでしょうか。

10代、20代の続発性無月経

月経が開始することを初潮や初経といい、主に10～14歳頃に始まります。初経後しばらくは卵巣機能が未熟なこともあり、毎月月経がこないこともありますが、大体１カ月ごとに来ていた月経が３カ月以上来ない場合は続発性無月経といって治療の対象となります。10代20代の続発性無月経で多い原因として体重の変化があります。特に10代は体重減少が原因で無月経となる方がとても多いです。

あるとき、陸上部に所属する女子高生たちが、立て続けに私のクリニックを受診したことがありました。高校は別々でしたが、全員、訴える症状は無月経でした。話を聞くとこれまた皆、短期間に体重が落ちていました。陸上部でのハードな練習に加え、タイムが思うように伸びない理由を監督やコーチから太ったせいだといわれダイエットをしているといいます。肉を食べると太ると思い込んでいて菓子パン１つで食事を済ませたり、学校へ持っていくお弁当も幼稚園児のような小さいものだったりするということでした。体重は順調に落ちているにもかかわらずタイムはますます悪くなり、さらに走り込んで体重が落ちるの繰り返し。気が付くと月経がこなくなっていたといいます。彼女たちの採血検査では、体内の貯蔵鉄を反映するフェリチンの値が、全員一桁台と極めて低く、重症の鉄欠乏症でした。

月経不順はストレスによる過食で体重が短期間に増えることでも起こります。卵巣は、生物として子孫を残すための臓器です。母体に充分な栄養がなかったり、ストレスが過剰にあったりする状態では、子孫を残すどころの話ではありません。自分自身の生命維持で精一杯、これが続発性無月経の一番多い理由です。月経不順をきっかけとした産婦人科の受診で摂食障害の重症化を防ぐきっかけになることは少なくありません。

20代、30代に多いPMS

以前、東京都日野市の事業で無料の女性相談をしていた時、20代、30代で最も多い相談が、PMS（月経前症候群）でした。いつもなら気にしないような友人や恋人の言動にもひどく傷つき、涙が止まらなくなったり、逆にいらいらする気持ちが抑えられずに喧嘩ごしになって関係を悪くしたりします。勉強や仕事もはかどらず、ネガティブなことばかり考えてしまいます。まるで「この世の終わり」かのように落ち込んで、死にたくなることもあるといいます。職場でもミスが多くなり仕事を辞めようと思ったり、夫にもあたりちらして毎月離婚届けの用紙を渡してしまうという方もいました。お子さんがいる方はこの時期必要以上に叱りすぎて、「自分は虐待しているのではないか」と不安になって相談に見える方もとても多くいらっしゃいました。しかし月経が始まると、あれほど落ち込んでいたのが嘘のようになくなります。自分でも「なぜあそこまで悩んだのだろう」と不思議になるほどです。精神面以外にもむくみや便秘、顔の吹き出物などの肌トラブル、異様な眠気や過食などさまざまな不快な症状があります。ＰＭＳの症状は２００種類以上あるといわれ、程度もさまざまです。月経前といっても排卵後から約2週間ずっと調子が悪い方もいれば、月経開始直前の2~3日に強い症状が出る方などさまざまです。こうした症状に加えて生理痛（月経困難症）もある方の場合、1カ月の間で普通に生活できるのは排卵前の5~6日ほどということもあります。

　月経がある性成熟期の女性は日々ホルモン値が変わっています。月経から排卵までを卵胞期、排卵から次の月経までを黄体期といいます。

　月経時の卵胞期は、腹痛や腰痛、頭痛や吐き気などの症状があります。月経後から排卵

月経時の女性の体と心の変化

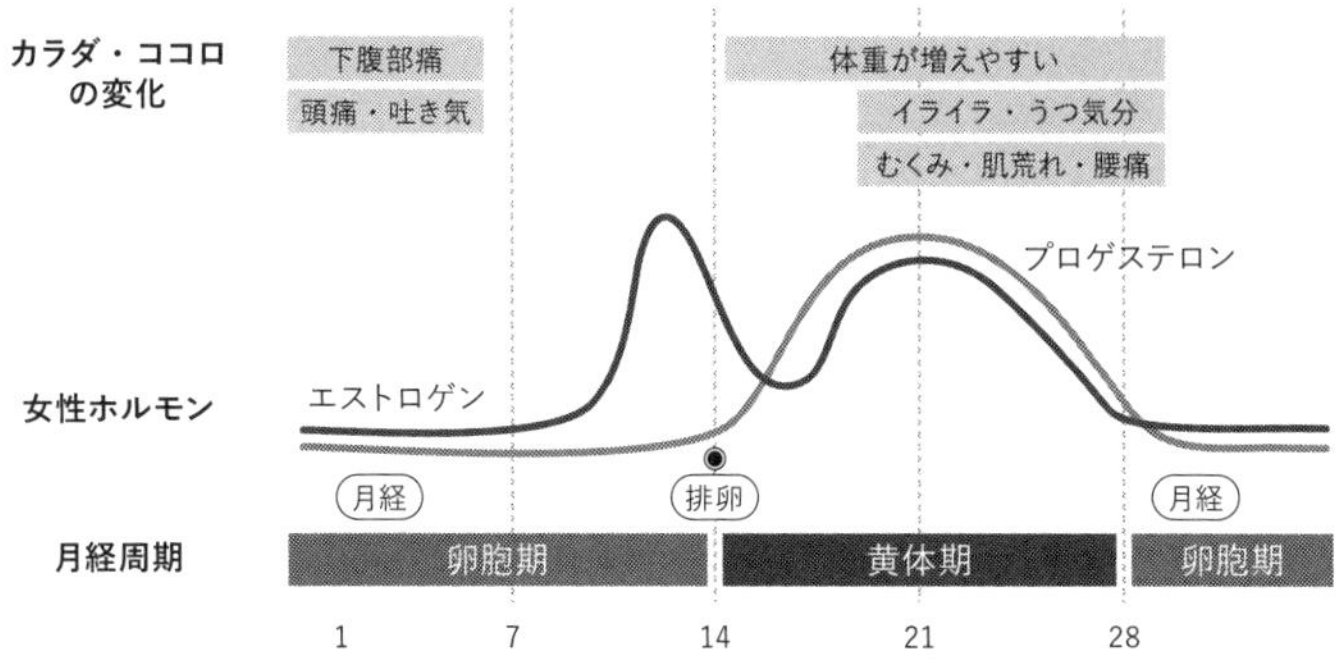

出典：日本大学「はじめての月経コンディショニング学」

までの間は精神的にも身体的にも最も快適な時期となる方が多いです。排卵期は妊娠しやすい時期ですから、生き物として子孫を残すために必要な仕組みなのでしょう。

一方排卵のあとの黄体期は妊娠した場合、妊娠を維持するための黄体ホルモン（プロゲステロン）が分泌される時期となります。これにより、むくみや肌荒れ、眠気といった不快な症状が出やすくなります。東洋医学ではこの時期の症状を「水毒」として利水作用のある漢方が処方されます。軽い運動で汗を流すことが有効といわれています。水毒はたんぱく質不足が一因ともいわれていますので、日頃からたんぱく質を多く含む食品を意識して摂取することをお勧めします。

またメンタル不調については、重症となるとＰＭＤＤ（月経前不快気分障害）と診断されたり、もともと精神疾患がある方はこの時期症状が悪化したりすることも多くみられます。この要因の一つにエストロゲンの低下があります。エストロゲンはうつやパニック障害の原因となるセロトニンとリンクしており、エストロゲンが低下することはセロトニンの低下とつながるため症状が出ると考えられます。またエストロゲンは精神面だけでなく総じて女性の不調をとりなしてくれています。排卵期までのエストロゲンが増える時期は我慢が効いて抑えられていた症状が排卵期以降、エストロゲンが低下するとともに噴出すると考えると人により症状がさまざまであることも納得できます。その方にとって、日頃我慢や無理をしている症状が顕在化するため２００種類以上もの症状が確認されているのでしょう。

産後の母親は出がらし状態⁉

ある栄養カウンセラーさんが、出産後の女性を「出がらし状態」と表現したことがあります。母親は出産するたびに、自分自身の栄養を最大限赤ちゃんに分け与えているのですから、産後はまさに出がらしのような状態になっているというわけです。多くの女性が栄養が枯渇した状態で、24時間子育てをしています。

２００５年～２０１４年の10年間に東京23区内で自殺で亡くなった妊産婦が計63人に上ることが、順天堂大学・竹田教授らの調査で分かりました。これまで報告されていた妊産婦死亡（10万人あたり約４人）の約１・５倍が自殺で亡くなっていることが分かったのです。

その後、妊産婦のメンタルヘルスケアが重要視され、医療者の教育や妊産婦のメンタル不調がないかのスクリーニング事業など母子保健に関わる取り組みが少しずつ増えてきました。産後のうつはさまざまな要因がありますが、主には女性ホルモンの変動が知られています。しかしここ数年で妊娠・出産に伴う鉄分をはじめとした栄養素の枯渇が注目されています。妊娠中の女性は自分の持つ最大限の栄養を子どもに与えます。そして産後は出産による出血もある中、休む間もなく育児に突入します。自分の食事もままならず、食べても白米やお菓子が中心となる方は少なくありません。さらに授乳によっても栄養が喪失します。以前、「乳腺がつまるから」と産後お味噌汁と白米だけにするよう指導を受けたという方が抑うつ状態で受診されたことがあります。採血では、ひどい貧血だったことがあります。

妊産婦のメンタルヘルスケア事業の取り組みは多くの場合、出産後1年までです。しかし、その時期、多くの母親が授乳も終えて月経が再開します。子どもに与えきった分の栄養を補充出来ていないまま月経が開始することで、鉄欠乏をはじめ栄養不足がさらに深刻化していきます。疲労や精神不安があったとしても、育児に忙しく、自分のためだけに病院を受診することをためらう方がほとんどです。仕方がないとあきらめたり周囲も「育児中はそういうもの」と理解されにくかったりすることがあります。こうした状況下、月経前に明らかに心身の不調が出るＰＭＳが受診の後押しとなることがあります。

昨今、虐待事件が増えている背景に日本の性教育の遅れによる「望まない妊娠」があるといわれますが、たとえ望んで出産した場合であったとしても、母親自身が生きるのに精一杯な極限状態にある場合も虐待の一因となると考えます。母親とはいえ一人の人間です。自分の生命が脅かされる状況下では冷静な判断が出来なくなる可能性があってもおかしくありません。私は就学前までのお子さんをもつ女性がＰＭＳを主訴に受診しにきたときは、「産後のＰＭＳ」として特に注意して診察するよう心がけています。背景にうつが隠れていることがあるからです。見逃しは、子どもの健康にも直結します。

産後うつが注目されるようになったことは歓迎すべきことですが、就学前の子どもを育てる母親には継続したサポートと自分自身の心身の健康を保つ教育が必要なのです。

女性は男性の2倍うつ病になりやすい！

病気には発症率や生存率において性差があることが知られています。飢饉や伝染病の蔓延といった最悪の状況下では女性のほうが男性より長生きとされ、感染期間も女性のほうが短いとされます。新型コロナ感染症においても中国での大規模調査で、女性患者の死亡率が１・７％だったのに対し、男性は２・８％と約2倍高かったという報告がありました。２０１６年の日本におけるがんによる死亡数も男性の方が高く、２０１０年のアメリカでのがんや心疾患などを含めた主要な死因15疾患のうち、12疾患で男性の方が死亡者数が多く、唯一女性が上回ったのはアルツハイマーでの死亡者数だったということでした。

一方、うつ病については生涯で発症する率は、男性が5～12％に対して10～25％と女性のほうが男性の2倍も多くなっています。これは日本だけでなく、世界でも同様です。しかし自殺者数でみると、男性が女性の2倍も多くなっています（警察庁自殺統計原票データ　２０２２年）。これはどう解釈したらいいのでしょう。「女性は男性に比べて図太いんですかね」とある教授が講演で話していたことがあります。

そうでしょうか？　女性のうつは男性のうつとは異なる何かがあるのではないでしょうか。

セロトニン欠乏症候群

以前、よく精神科の先生に「普通、抗うつ剤は服用を開始して効果が出るまでに1カ月はかかるのに、どうして女性のＰＭＳやＰＭＤＤなど月経前の抑うつなどの症状には服用するとすぐ効くのか？」と質問されたことがあります。

私は「セロトニン欠乏症候群（状態）」として理解しています。これはうつ病をセロトニンやドーパミン、ノルアドレナリンなどの神経伝達物質の減少による症状と考える「モノアミン仮説」に基づく考えです。

抗うつ薬はこれらを調節する薬であり、伝達物質はたんぱく質や鉄やビタミンB群などで出来ています。特に男性と大きく差がでるところが鉄です。女性のうつが男性の2倍多

神経伝達物質の役割

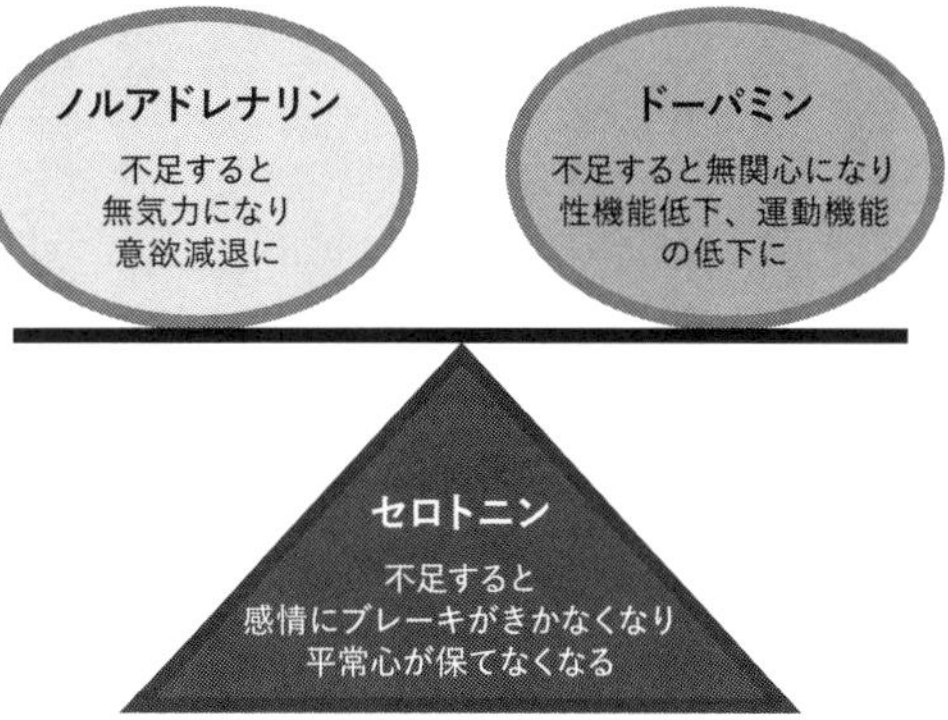

出典：大原薬品工業「けんこう名探偵第１回」

い要因は鉄不足であるといえそうです。でもなぜ長きにわたり、女性は生き延びてこられたのでしょうか？　実は神経伝達物質のかなめであるセロトニンはエストロゲンとリンクしていることが分かってきました。性成熟期の月経がある女性は鉄不足に悩みますが、同時にエストロゲンが出ているため、なんとか補完されてぎりぎり耐えしのぶことができていると考えられます。平気ではなく、我慢が効く状態です。ただし、余りに食事が偏って鉄分が摂取できていない場合や月経量が多い、妊娠、出産や運動などでより汗をかくなど出ていく鉄が多い場合はエストロゲンだけではまかなえずうつ症状となるのです。

モノアミン仮説

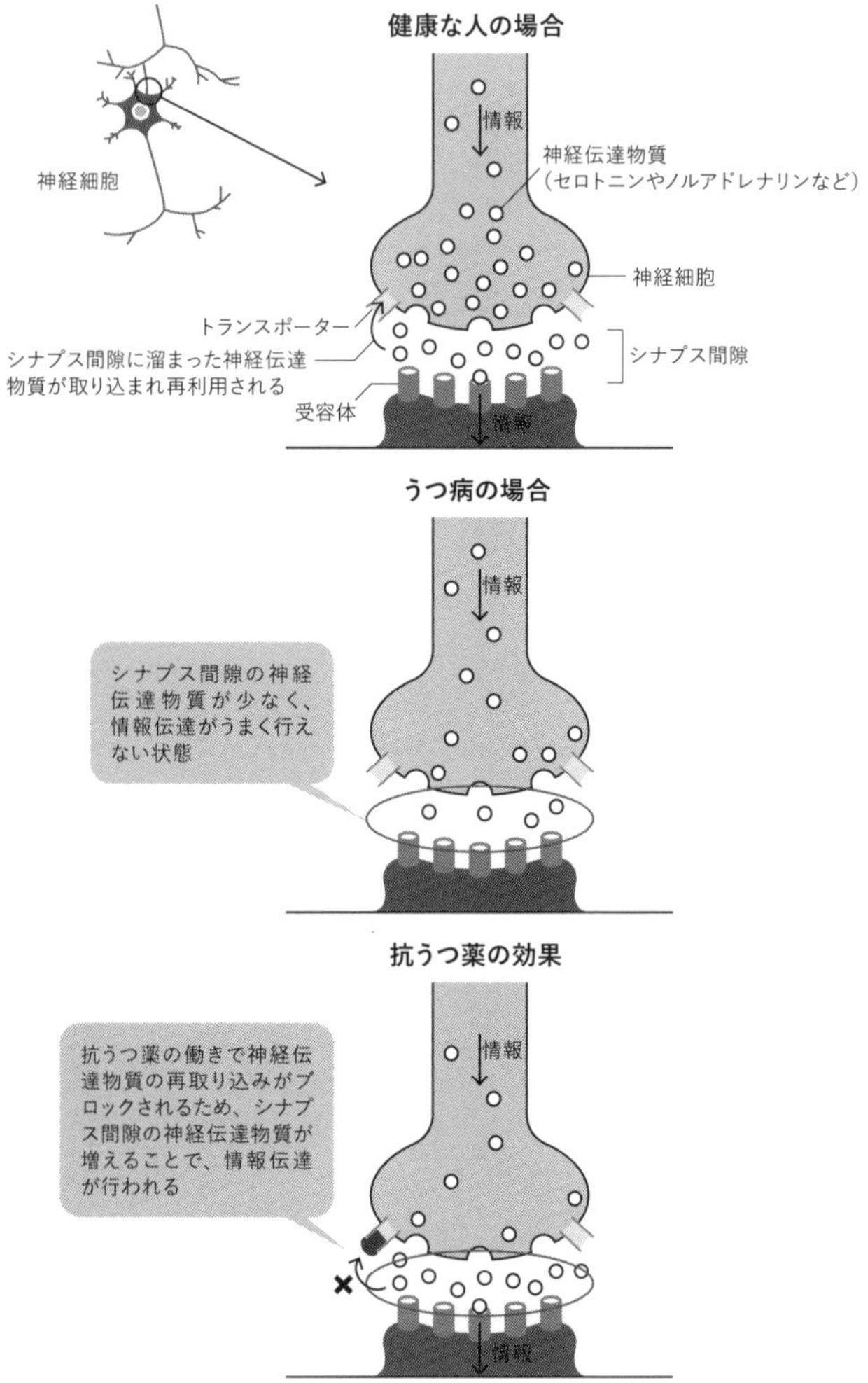

出典：大塚製薬株式会社 すまいるナビゲーター「脳科学から見たうつ病」

女性の鉄不足

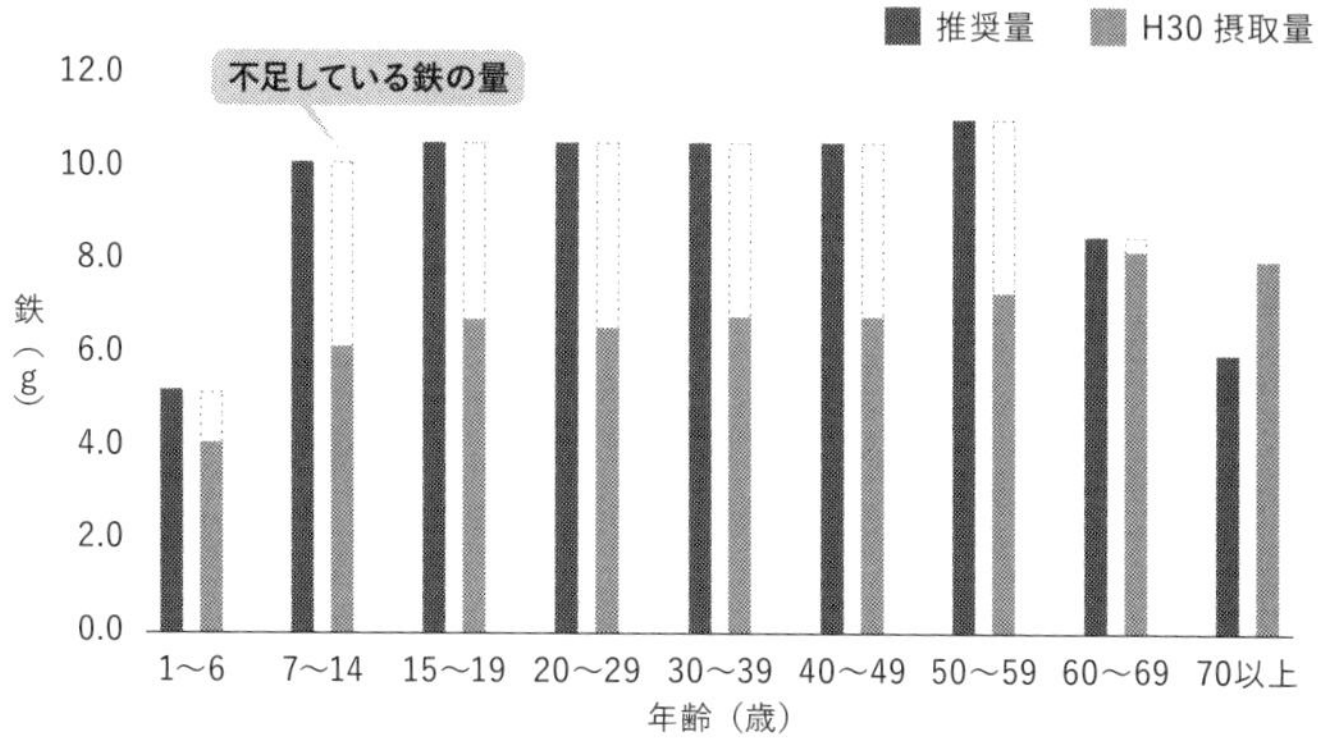

出典情報：厚生労働省「平成 30 年度国民健康栄養調査　女性鉄摂取量」

女性ホルモンによって悪化する病気もある

ただしここで注意しなければならないのは、女性の体を守ってくれるエストロゲンは、必ずしもいい働きだけをするのではないということです。例えば、子宮筋腫や子宮内膜症、子宮体がんや一部の乳がんなどはエストロゲンによって悪化してしまうため、性成熟期の女性であっても、薬剤によってわざと閉経状態にする治療が必要なこともあります。

そしてなんといっても通常エストロゲンが出ている間は月経があります。月経があるということは鉄を喪失することになります。鉄は人類にとってなくてはならない栄養素であるため、半閉鎖回路といって食事で毎日１㎎吸収して、尿・汗・便などで１㎎排出してもひどく足りなくなることはないという理解でした。赤血球の寿命は１２０日程度で、毎日約１／１２０の赤血球が破壊され生まれ変わっています。赤血球由来の鉄は、排泄されずにそのほとんどが再利用されています。しかし、女性の場合は月経があるためこの理屈が通りません。

人間の身体は見事に作られています。決して楽は出来ませんが、微妙な調整のもとなりたっています。エストロゲンは女性の守りではありますが、だからといってが多ければばいいというものではないのです。

痩せたおばあさんは、おじいさんよりもおじいさん

医学生時代、整形外科の授業で「痩せたおばあさんは、おじいさんよりもおじいさん」という言葉を聞いたことがあります。その後私は産婦人科医になり、閉経後の骨量減少について研究していましたが、まさにこの言葉の意味することを実感することとなりました。閉経すると、それまで女性の心身の健康を守ってきた女性ホルモンは急激に低下します。

女性ホルモンの主役であるエストロゲン（E２：エストラジオール値）は生理がある年齢の女性（有経女性）であれば日々値は異なるものの30～２００pg／ml前後（妊娠中では数千から数万と桁が違うほどに上がります）、分かりやすくいうと大体平均１００pg／ml出ているものが、閉経後は常時20pg／ml以下に低下してしまいます。一方男性のエストロゲンは、30～40pg／mlです。

　このように、閉経後の女性は、女性ホルモンの値は男性の半分以下になってしまうのです。男性は腎臓の上にある副腎という小さなホルモン臓器から男性ホルモン（アンドロゲン）が作られ、脂肪組織などにあるアロマターゼという酵素の働きによりエストロゲンが作られます。閉経後の女性も同様にしてエストロゲンが作られますので卵巣機能が消失しても0pg／mlにはなりません。ここで重要なのが「脂肪」です。「痩せたおばあさん」の意味するところは、「脂肪のないおばあさん」。つまり痩せている人は閉経後エストロゲンが限りなく0pg／mlに近くなるということになります。

更年期、ボーっと生きてはいけません！

女性を守るエストロゲンが出ている閉経までの間は、少々不摂生をしても無理がきくように出来ています（ただし何度もいうようですが、「楽勝ではなく、本当はつらいけど」なんとか我慢出来ているだけです）。しかし、閉経後は一変します。無理が効かなくなりますし、それまでは男性に多かった「生活習慣病」を発症する方が急に増えます。

生活習慣病は、高血圧、脂質異常症、糖尿病などがありますが、これらは「動脈硬化」を引き起こす原因となり、動脈硬化により心筋梗塞や脳梗塞などが引き起こされます。特に女性は糖尿病と喫煙に注意する必要があります。

血糖値を調節するものとして膵臓からでるインスリンがありますが、閉経後は総じてインスリンの効きが悪くなるのです（インスリン抵抗性が高まるともいいます）。閉経前と同じように白米やお菓子を食べると、たとえ同じようにインスリンが出たとしても下げきれないのです。糖はエネルギー源ですから、消費しきることができれば問題ないのですが、運動不足などで使いきれなかったり過度に摂取し過ぎたりした場合、中性脂肪を介して内臓脂肪を増やします。

閉経期に入ると、「何もしていないのに太る」「健康診断で急に血糖値を指摘されるようになった」という相談が増えます。月経が順調な20～30代のときは、「食べ過ぎて少し太ったかな？」と思っても数日節制するだけで元に戻ったものが、更年期の「原因不明太り」はちょっとやそっとではびくともしません。しかも、それまでノーマークだった肩甲骨や腰など背部に脂肪がついて体型の変化に愕然とする方も少なくありません。

さらに最近、女性の脂肪肝も増えています。更年期医学に30年以上携わっていますが、特に更年期以降の女性の脂肪肝は明らかに増えています。脂肪肝というと、かつてはアルコール性脂肪肝が中心でしたが、今は「糖質の過剰摂取とたんぱく質不足」によるものが圧倒的です。糖質過剰になると、糖をエネルギーにするためのビタミンB群は消費されますし、血糖を下げるためのインスリンの構成成分である亜鉛も使われてしまいます。ビタミンB群や亜鉛などは皮膚の老化を防ぐためにも重要です。糖の摂り過ぎは美容にも悪影響を及ぼします。

寄生虫博士として知られた東京医科歯科大学名誉教授の藤田紘一郎先生は「病まない」「ボケない」「老いない」食事として、『50歳からは炭水化物をやめなさい』『50歳から肉を

女性のライフステージとエストロゲン分泌量の変化

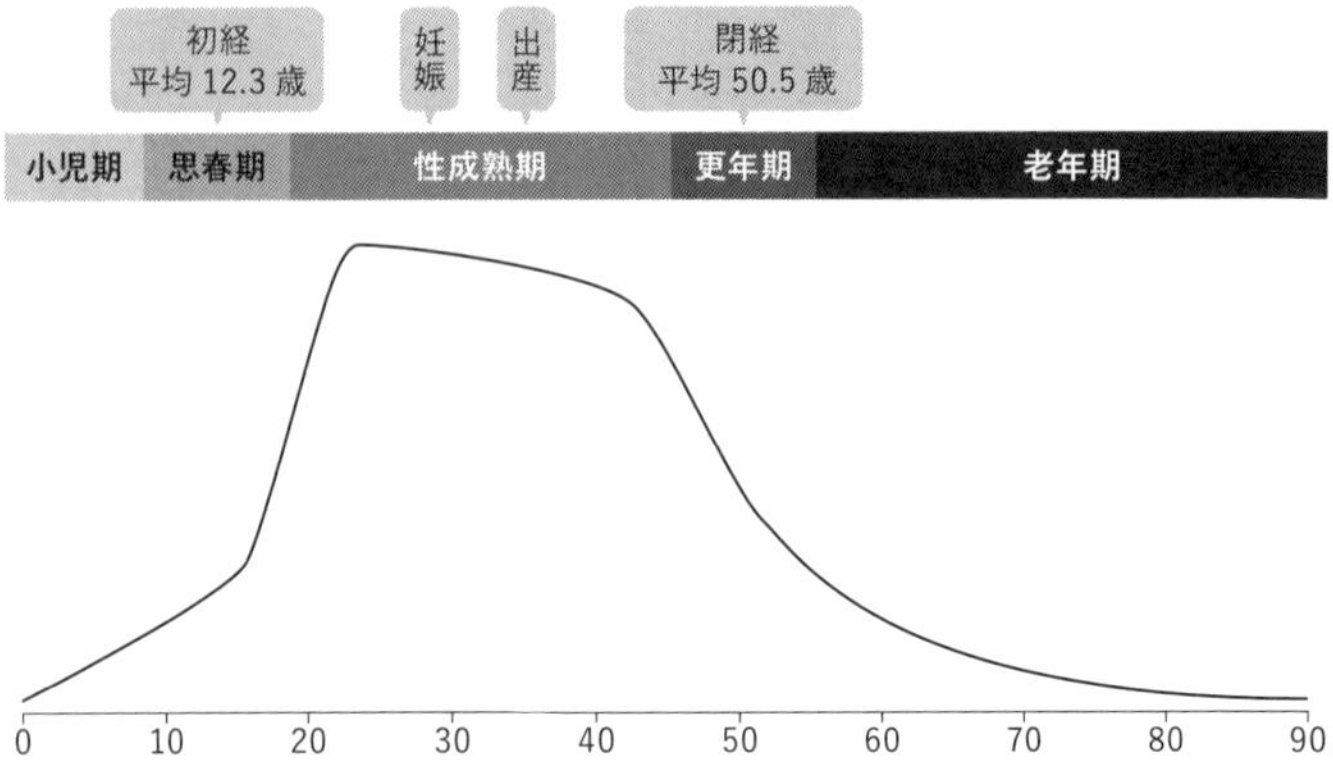

出典：厚生労働省　「女性ホルモンとライフステージ」

食べ始めなさい』『腸でかわる！　病気にならない50代からの生活習慣』といったご著書を多数書いていらっしゃいます。

　私自身はお米をはじめ炭水化物も糖質も大好きですので「やめなさい」とはいいませんが、食べるからには運動量を増やしたり食べ過ぎないようにしたりするなど、「覚悟」と「知識」を持って摂取することをお勧めしています。糖質が多いことが、がんや認知症、うつ、不眠とも関係があることがわかっているからです。

　脂質異常症も閉経後の女性に多くみられます。脂質異常症は悪玉コレステロール（ＬＤＬ）が急増します。ただ、ＬＤＬから女性ホルモンにもかかわります。卵巣から出なくなった女性の守りのエストロゲンですが、コレステロールから体内でエストロゲンに変換されるのです。閉経後の女性は男性よりエストロゲンが低下してしまいますが、枯渇しないようＬＤＬが上がることで補完する役割を担っているともいえます。「コレステロールは高いといけない」わけではないのです。

ただし、血糖値が高い方は話がかわります。ＬＤＬは大きさによりさらに分類されますが、血糖値が高く中性脂肪が多い方は、小型の「超悪玉コレステロール」が増えることがわかっています。この「超悪玉コレステロール」が多いと動脈硬化の直接的な原因となります。

もう一つ、閉経期に知っておいてほしいことに「骨密度の低下」があります。月経が不順になる頃から約８年の間、女性は急激な骨密度の低下が起こります。でも自覚症状はありません。検査をしないとどのくらい勢いよくスカスカになっているか分かりません。骨密度が減りきって、骨折してからでは遅いのです。子どもの頃の骨折と異なり、強い衝撃を受けたための骨折ではなく、負傷部位が治ればおしまいではないのです。骨粗しょう症の骨折は、たまたまその部位が少し外力を受けて折れただけで、どの骨も似たりよったりです。薬はいろいろ処方されますが、もう時すでに遅し、「転ばないように」が一番の薬です。

骨粗しょう症は一生の中で2大予防年代があります。第一予防年代は20歳までで、この時期は性別なく骨貯金の時期です。基本的にここで貯金しておかないと、これ以上には増えません。貯金するためには①カルシウムを中心とした栄養を摂ること。②適度に日光を浴びること。これはカルシウムの吸収を助けるビタミンDを増やすためです。そして③痩せないことです。日本の若い女性の痩せは、一生に関わる大きな問題ですし、日本の国の未来を考えたときにも大袈裟でなく憂慮されることなのです。

そして第2の予防年代が更年期です。この時期にいかに減らさないかが、将来の「骨折⇒寝たきり⇒認知症」を防ぐために重要です。最近は厚生労働省も若年女性の痩せの研究をはじめたり、50歳前後の骨密度を健診で測定したりする動きも出て来ています。月経があるときに1度測定しておくことで、20歳のときの骨貯金は充分だったかを確認しておくといいでしょう。

骨密度の検査はＤＥＸＡ（デキサ）法といって、ごく微量の放射線を使用して測定します。5分程度の短時間じっとしていただくだけで痛みもありません。骨は海綿骨と皮質骨の2つにわかれますが、くしゃっと潰れるように骨折する海綿骨から骨密度が下がることがわかっています。このため検査では海綿骨の多い腰椎や足の付け根の大腿部頸部の骨を

20代女性の体格指数（BMI）で「痩せ」の割合推移

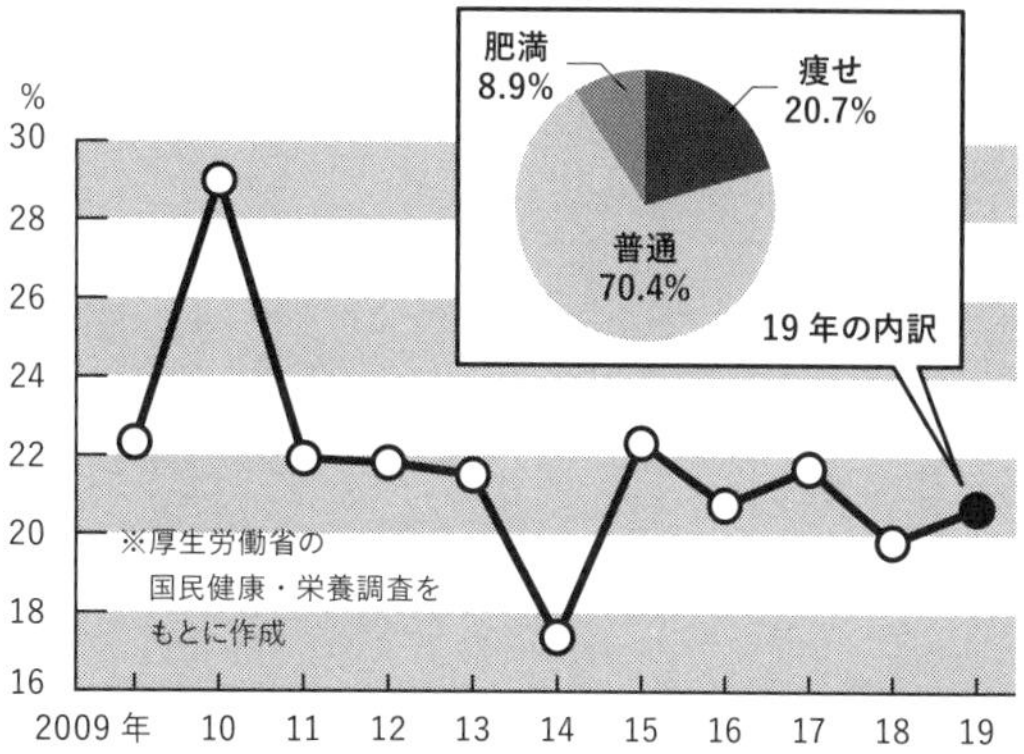

出典：高知新聞＋Plus「若年女性のやせ形、対策強化　適切な健康管理促す、厚労省」

はかります。また手首の骨も簡便に測定できるので日常の検査として用いられます。更年期になったら少なくとも1年に1回は骨密度も検査をするとよいでしょう。

月経があるときの自分の骨密度を100%としてみたときに、1年で7%~8%減る方もいます。もちろん骨密度がすでに低すぎる方は、少したりとも減らすことは出来ません。産婦人科もしくは整形外科を受診ください。

閉経期の骨密度の低下を防ぐためには、女性ホルモン製剤や選択的エストロゲン受容体モジュレーター（SERM）といった薬剤が有効です。ただし、材料である栄養を忘れてはいけません。カルシウムやビタミンDなど骨の直接の栄養は、日本人は普通の食生活ではまったく足りないことがわかっています。バブルの頃、「飽食の時代」といわれていたときでさえ、「カルシウムは足りない」と医師国家試験の問題にも出ていたくらいです。

かつて人生50年だった頃は、閉経して間もなく寿命でしたから、何も考えずただ生きていることで問題はありませんでした。しかし人生１００年時代といわれる今、知識をもって戦略的に生きることが望まれます。症状が出てから治療では遅いのです。

さらにいえば、20歳になる前に知識を得ておくことが必要です。厚生労働省も、プレコンセプションケアなどを通して取り組みを開始しつつあります。プレコンセプションケアとは、若い世代（女性と夫・パートナー）のためのヘルスケアであり、現在のからだの状態を把握して将来の妊娠やからだの変化に備えて、自分たちの健康に向き合うことをいいます。海外では、アメリカ疾病管理予防センター（ＣＤＣ）や世界保健機関（ＷＨＯ）がプレコンセプションケアを提唱しています。ただし、日本の成育医療等基本方針では、「女性やカップルを対象として、将来の妊娠のための健康管理を促す取組」と定義が狭くなっています。

変化はストレス（Ⅰ）

女性の一生は変化の連続です。変化はいい・悪いは関係ありません。その変化に慣れるまでは心身に影響を与えるストレスになり得るのです。環境の変化や出来事といった体外的な変化だけでなく、体内的な変化である女性ホルモンの変化も女性特有です。月経周期に伴う日々のホルモンの変化や妊娠・出産に伴う変化、そしてホルモン変化のラスボスのような存在である更年期など複雑に絡み合っています。

女性のうつや不定愁訴は以前より、大きくホルモンが動くときに一致することがわかっています。「変化はストレス」です。このため、ＰＭＳなどには一相性といってエストロゲン、プロゲスチンの量が一定のピル（ＬＥＰ）が有効であるとされたり、更年期のホルモン補充療法（ＨＲＴ）も、急激なホルモンの低下をなだらかにしたりすることにより症状を緩和させることが一つの目的になっています。

第2章

不調の原因は毎日の「食事」にあった！
栄養不良が不定愁訴を引き起こす

新型栄養失調（太っているのに栄養失調⁉）

日本で栄養失調の方が増えているのはご存じですか？「栄養失調」といえば、経済的な理由や病気などで食事が足りずに痩せ細ったイメージが浮かびます。しかし今日本で増えているのは食が細い状態だけでなく、カロリーはしっかり摂れているかむしろ「栄養（カロリー）過多」であっても起こる「新型栄養失調」です。極端に偏った食事によって起こる栄養素の不足です。

特に不足しやすいのがすべての主原料となるたんぱく質とミネラルです。偏る栄養素は年代を問わず、糖質・炭水化物です。新型栄養失調は、多くの日本人が当てはまりますが、なかでもハイリスクなのは、高齢者と中年男性、そして20代女子です。厚生労働省の調査では、70歳以上の5人に1人は該当すると報告されています。新型栄養失調が続くと当然ですが、疲れやすい、風邪をひきやすい、肩こりや腰痛、落ち込みやいらいらなど心身に極めて強い不調が生じます。

日本人に足りない栄養素はたくさんありますが、代表の一つに「鉄分」があります。月経のある性成熟期の女性の鉄欠乏性貧血は世界的にみても多いことが分かっています。日本はさらに深刻で鉄欠乏の女性は約半数に上るとされていますし、実際の臨床ではもっと多い印象です。「鉄は閉鎖回路」というお話をしましたが、月経がない方（男性や閉経後の方、手術子宮摘出している方など）は1㎎の鉄を日々吸収して尿・汗・便で1㎎体外へ排出している計算になります（毎日の食事で10㎎～15㎎の鉄分を摂取して、その1／10が体内に吸収されます。このためここでは1㎎／日の鉄分を吸収としています）。月経量は個人差がありますが1カ月で約20ml～１４０mlの月経血を排出するといわれています。計算しやすいように、1カ月約60mlと少な目の月経量としても、尿・汗・便で排出してしまう1㎎／日と同じ量の鉄を喪失することとなります。

　つまり1日1㎎摂取したとしても、月経がある女性は日々2㎎鉄分を喪失していることとなり、収支は赤字になってしまうのです。鉄分を含む、お肉やお魚など充分摂れていない場合は、1㎎の鉄も吸収出来ませんし、過多月経や子宮筋腫、子宮内膜症など月経量が多い方やアスリートなど汗をよくかく方、下痢が多い方などは鉄をより多く消費してしまいます。さらに鉄は成長にも使われます。成長期と月経発来が重なる10代の女性は特に注意が必要です。不調の原因が、「思春期だから」と見逃されている重度の鉄欠乏の女性が少なくありません。数多くある栄養の中でも特に鉄分に注目する理由は、「鉄欠乏は鉄だけの問題ではない」からです。鉄分が不足することで胃腸粘膜の機能も低下してしまい、他の栄養も充分に消化吸収できなくなります。

成人女性の半数程度がピルを服用するドイツ、わずか３%の日本

日本人女性に鉄欠乏が多い理由にはもう一つ、「月経量が多い」ことがあります。

世界で初めてピルが発表されたのは、１９５５年と今から約70年前です。30年以上服用する方もいらっしゃいます。より安全に副作用を減らすようにエストロゲン量の低用量化が進みました。日本はといいますと、男尊女卑の影響も色濃く低用量ピルにより女性の性活動が奔放になると政治判断されたと聞いておりますが、ともかく世界から遅れること約40年。ようやく１９９９年に低用量ピルは処方されるようになりました。その頃、欧米各国では性成熟期女性の約半数が服用するまでとなっており、ドイツでは52・６%の服用率と発表されました。

日本で処方されてから25年となりますが、性教育の遅れもあり、いまだに服用率が２・９％と極めて少ない服用率のままです（その後、一般に「避妊リング」といわれる製剤に黄体ホルモンや銅を負荷したものも開発され、欧米各国のピル服用は30％と報告されていますが、それでも日本の10倍の服用率です）。一般的に低用量ピルは避妊のための薬剤として認識されていますが、生理（月経）痛の改善や生理前の不快な症状の改善、生理（月経）周期を整えたり、月経予定日を容易にずらしたりすることが出来るなど、女性の生活の質（ＱＯＬ）改善にも有用です。日本では一部の薬剤が、ＬＥＰ（Low dose Estrogen Progestin）として月経困難症や子宮内膜症などの治療に保険適用されて処方出来るようになっています。

月経困難症は月経のある女性の約25％以上に、ＰＭＳにいたっては約70～80％に不快な症状があるとされています（公益社団法人 日本産科婦人科医会、公益社団法人 日本産科婦人科学会ＨＰ）。日本医療政策機構の「働く女性の健康増進に関する調査結果」によると、ＰＭＳを含む婦人科系疾患を抱えながら働く女性の生産性損失は４兆９５００億円、年間の医療支出はおよそ１兆４２００億円にものぼるという試算結果が出ています。また経済産業省からは月経痛やＰＭＳなど月経に伴う体調不良により年間４９００億円もの労働損失があると報告されています。国もフェムテック補助金事業（フェムテック；Female（女性）Technology（技術）を掛け合わせた造語。女性の健康課題をテクノロジーで解決へと導く製品やサービス）を推進したり、文部科学省も２０２４年から公立高校入試において月経での体調不良も追試験の対象としたりするなどの動きがみられます。医療で有効性が認められているのが「低用量ピル」です。最近ではさらにエストロゲンを必要最低限にした「超低用量」のＬＥＰ製剤や月経回数自体を年に４回ほどに減らすことが出来る連続投与法など、より有効性が高い治療薬が出ています。１回の月経量が減り、月経回数も減らすことが出来たら、それだけ失う鉄分も減らすことが出来ます。鉄欠乏は運動のパフォーマンスも下げますが、オリンピック選手であっても日本人は服用者が少ないです。２００８（平成20）年時点の欧米のオリンピック選手のピル服用率は83％、一方で４年後の２０１２（平成24）年の日本人選手のピル服用率は７％と極めて低かったといいます。その後産婦人科医などによる教育や指導がなされて、２０１６（平成28）年のオリンピックでは27・４％まで増えました。

　オリンピックという人生で何度も経験出来ない舞台。月経のせいで持っている実力を出し切れなければ残念でなりません。オリンピック選手だけでなく、どの女性も同じです。

人生50年の時代、10代で嫁ぐことも多く一生涯で４～５人は出産していた頃は、月経回数も人生のなかで50回ほどと試算されています。一方、少子化、不妊症、晩婚化の進む現在の日本においては、ピルなどホルモン治療をしなければ４５０回と９倍もの月経を経験します。女性ホルモン依存性の病気の罹患者が増え、当然、鉄分も減ります。

以前は「我慢は美徳」とされ、今でも月経痛は病気ではないと我慢している方も少なくありません。でもつらさを我慢したせいで、子宮内膜症といった疾患を発症し、不妊症や卵巣がん（明細胞がん）となることがあります。子宮内膜症は動脈硬化や心筋梗塞のリスク要因になることもわかっており、今では糖尿病や高血圧などとともに生活習慣病としてとらえるようにもなっています。

肉食女子でいきましょう

次ページの図は年齢別の平均血清フェリチン値（貯蔵鉄）を示します。出生後１８０ng／mlほどあるフェリチンは生後半年で７ng／mlまで低下します。成長に使われるためです。その後は月経が来るまでは男女とも大差はなく、食事での鉄分摂取により30ng／ml台まで

年齢別平均血清フェリチン値

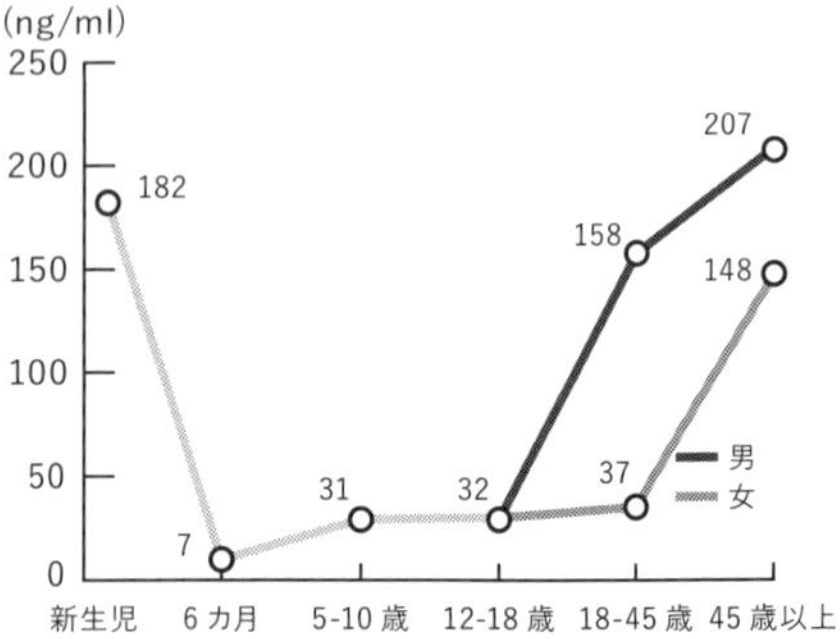

<基準値>
・男性　21～282ng/ml
・女性　5～157ng/ml
⇒ 基準値は幅が広く、基準値に入っていても安心できない

血清フェリチン1ng/mlは、貯蔵鉄8mgに相当
貯蔵鉄は1000mgが理想
血清フェリチン値に換算すると、100～120ng/ml程度が望ましい

出典：「Jornal of Orthomolecular Medicine,2005 Volume20 142-159」より一部参照

増えます。しかしその後、月経が発来すると同時に男女差が顕著となります。妊娠・出産や仕事など最も活躍しなければならない性成熟期の女性の貯蔵鉄量は、なんと男性の1／4～1／5になってしまうのです。

閉経して毎月の月経がなくなることで少し貯蔵鉄は増えるものの、男女の差が埋まるまでにはいきません。鉄不足により生きにくさを糖質や炭水化物でごまかしてなんとか閉経までたどり着いた方は、知識がなければいきなり肉を食べ始めることはありません。長年、なじんで食べて来た消化のいい美味しいごはんやパン、麺、お菓子、食べ物を好むでしょう。すでに胃腸が悪く、肉や魚は好まないという方も少なくないはずです。

しかし瀬戸内寂聴さんや森　光子さん、日野原重明先生など高齢になっても元気にご活躍されていた方には肉好き方が多いです。ただ「年をとったら肉を食べなきゃ」と思って急に食べたら翌日胃がもたれて食事を摂れなくなることもあるでしょう。何歳になっても肉を消化吸収できるような丈夫な胃腸を子どもの頃から人生を通して作っていく必要があるのです。

高校生のお弁当の中身を聞くと、男子は肉、女子は野菜中心ということがいまだにあります。高齢になっても「今日、落ち込んでるから焼肉食べない？」なんて言えたら最高です。何歳でも、「肉食女子で生きましょう！」

海外では小麦などに鉄を添加して鉄不足を防いでいる

世界保健機関（ＷＨＯ）は１９８８（昭和63）年スイス・ジュネーブのＷＨＯ国際会議において、「鉄欠乏の乳児は、精神発達指数が低値を示すことや、たとえ治療により改善しても、長期観察すると低値が持続している」と発表しています。小児期の脳の発達に乳児期の鉄欠乏が影響することがこの当時からすでに明らかにされていたのです。鉄欠乏の子どもの特徴として皮膚の乾燥感や爪の割れやすさ、下痢のしやすさ、冷え性などのほか、無気力で集中力も低下、倦怠感が強く、抑うつ的などが挙げられます。２０２０年４月20日にも同じくＷＨＯから、「妊娠中及び幼児期の鉄欠乏を早期に発見することは極めて重要である。２歳未満の小児の鉄欠乏症は、脳の発達に重大かつ不可逆的な影響を与える可能性がある。これは、後に学習や学業成績に悪影響を与える可能性がある。母親が妊娠後期（第三期）に鉄欠乏症である場合、子の認知発達にも影響を与える可能性がある」として医療関係者にもフェリチン値などを用いて正しく鉄の状態を評価することの重要性が説かれました。

　鉄欠乏症は世界中で最もよくある栄養欠乏症で、非妊娠時の女性でも33％、妊娠女性では40％、小児では42％が鉄欠乏とされています。日本女性の鉄欠乏は深刻で、欧米に比べ肉を食べないアジア圏内においても、２００３年時点では最も鉄欠乏女性の多い国の一つでした。ピルも処方されるようになり少しずつ改善されてきてはいますが、それでも十分とはいえません。日本人に鉄欠乏の多い理由にピルの普及率の低さ（性教育の遅れ）ややせを礼賛するようなルッキズム（lookism：外見至上主義）、我慢強さなどのほかに、医療側の問題もあります。鉄欠乏を適切に診断してこなかったこと、治療も一時的に鉄剤だけ投与することがほとんどで、目標値まで改善すると投与をやめ経過をみる（実質的に治療終了）という場当たり的なものが多かったようにと思います。そもそも多くの女性が鉄欠乏であったため、「それが正常（普通）」となっていたのです。

２０１０年代には、「女性は適齢期になり、女性ホルモンが増え赤血球が減り貧血気味になり色白になる。年頃の女性の貧血を病態ととらえて鉄剤を飲んで無理やり治す必要はない。わざわざ美白化粧品を買うのは……」というような説もありました。たいそう驚いてしまいますが、鉄についてはむしろ鉄過剰の注意ばかりで鉄欠乏についてはつい最近まであまり重きをおいて診療されてきませんでした。しかしここ最近、「20～40代女性のかくれ貧血（＝鉄欠乏症）は65％（厚生労働省平成21年国民健康栄養調査）」という報告や、「産後のうつに鉄欠乏が関係している」という認識が高まってきており、鉄剤の医薬品も次々と出ています。

イギリスで１９４０年に出版された栄養学の教科書Human Nutrition and Dietetics（２００４年　第10版）には、46億年前に地球が誕生し、生物が生まれた頃からの鉄と人類、鉄と地球の関係が記載されています。地球自体、１／３（30％以上）が鉄で出来ており、他の太陽系の惑星（水星を除く）の鉄０・００３％と比べて１万倍もある稀有な星です。

鉄は生命体の酸素・呼吸エネルギー伝達に重要な役割を果たしていますが、利用しやすい鉄を体内に確保することは難しく、人類は常に鉄欠乏という難題を突き付けられています。日本より肉の消費量が倍以上もあり世界1位のアメリカにおいてさえ鉄は国民の欠乏が危惧される3大栄養素と認識されています。

そのため、多くの国で鉄不足の対策が取られています。その一つとして主食など多くの人が摂取する食品に、あらかじめ鉄を添加するという方法があります。日々食べるものに添加することで、意識しなくても摂取量を増やして補おうというわけです。例えばアメリカやカナダでは主食である小麦粉に鉄が添加されていて、日常的にパンやクッキーなどを食べるなかで鉄が摂取できるようになっています。

ほかにもフィリピンでは主食である米、中国ではしょうゆ、ベトナムではナンプラーなど、なじみのある食材への鉄添加も進んでいます。国民が鉄欠乏にならないように各国が知恵を絞って取り組みを進めています。

一方、日本ではこのような取り組みはありません。専門家を含め、鉄欠乏による弊害の大きさを充分認識がされていないためだと思います。ただし、生活の知恵や伝承として伝わっていることがあります。例えば鉄瓶でお湯を沸かして飲んだり、海藻のヒジキも鉄鍋で煮たりして不足する鉄を補ってきました（最近はアルミの鍋など鉄鍋以外で調理することが増え、ヒジキ自体には鉄分が多くないことが話題になりました）。

また鉄を多く含む温泉は、保温だけでなく創傷治癒効果に優れるとして戦国武将たちの隠し湯や、第二次世界大戦下でも陸軍の保養所になっていました。私の祖父は胃潰瘍で苦しんだと聞いていますが、戦前から「エクスペール」という一升瓶に入った透明の少し苦みのある液体を飲んで治したといいます。塗ると傷の治りが早く、家族で大事に保管して使っていたようですが、これが鉄を多く含む薬品（飲料？）だったようです。

母乳信仰の落とし穴

母乳育児にも注意が必要です。ユニセフ・世界保健機関（ＷＨＯ）による共同声明として「母乳育児成功のための10カ条」があります。その第6カ条に「医学的な必要がないのに母乳以外のもの、水分、糖水、人工乳を与えないこと」とあります。人間の赤ちゃんですから、母乳は最も自然で必要な栄養源です。ＷＨＯは少なくとも生後6カ月、最大で2歳まで母乳のみで育てることを推奨しており、母子の健康に恩恵があるとしています。特

母乳育児成功のための 10 カ条

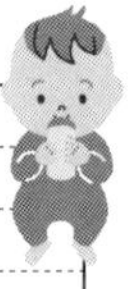

1. 母乳育児の方針をすべての医療に関わっている人に、常に知らせること
2. すべての医療従事者に母乳育児をするための必要な知識と技術を教えること
3. すべての妊婦に母乳育児の良い点とその方法をよくしらせること
4. 母親が分娩後、30 分以内に母乳を飲ませられるように援助すること
5. 母親に授乳の指導を十分にし、もし、赤ちゃんから離れることがあっても母乳の分泌を維持する方法を教えること
6. 医学的な必要がないのに母乳以外のもの、水分、糖水、人工乳を与えないこと
7. 母子同室にする。赤ちゃんと母親が 1 日中 24 時間、一緒にいられるようにすること
8. 赤ちゃんが欲しがるときに、欲しがるままの授乳を進めること
9. 母乳を飲んでいる赤ちゃんにゴムの乳首やおしゃぶりを与えないこと
10. 母乳育児のための支援グループを作り援助し、退院する母親に、このようなグループを紹介すること

出典：ユニセフ・WHO による共同声明

に初乳には免疫成分が豊富に含まれているため、赤ちゃんをさまざまな病気から守るためには必要不可欠です。赤ちゃんが母親の乳房からお乳を吸うことによりオキシトシンという乳汁分泌ホルモンが出ます。オキシトシンには子宮を収縮させる作用があり、母体からの過度な出血も防ぎます。そしてなにより母と子の愛着形成にも重要な役割を果たします。しかし、あくまで「母親の栄養状態がいい場合」であることを忘れないでほしいのです。

　母親が低栄養である場合、その母乳も栄養不足になってしまうのです。当然といえば当然のことなのですが、お菓子や白米だけ食べていてもなんとなく母乳は充分栄養があるように錯覚している方が多いです。

近年、くる病の子どもが増えています。くる病は、ビタミンDが不足することによってカルシウムやリンが骨に充分沈着せずに弱い骨となってしまう病気です。身長が伸びにくかったり、乳歯が生えるのが遅い、下肢が曲がる（O脚・X脚）、転びやすいといった症状が出ます。そしてくる病の子どもたちを調べると、母乳で育った子どもが多いことが分かりました。子どもだけでなく産後の母親の体調不良にもつながります。

ＷＨＯでも２０１２（平成24）年に「プレコンセプションケア（Preconception Care）」を提唱しています。プレ（pre）は「～の前の」、コンセプション（conception）は「受精・懐妊」。つまりプレコンセプションケアは「妊娠前の健康管理」という意味です。妊娠前の女性とカップルに医学的・行動学的・社会的な保健介入を行うこととされています。日本でも２０２１（令和３）年2月9日に閣議決定された成育医療等基本方針においてプレコンセプションケアに対する教育を充実させるなど体制の整備が始まりつつあります。

特に若い女性の低栄養が問題となっている現代の日本においては早急に改善しなければならない問題です。昔より美味しいものも増え、ひもじくなく「普通に」食べていたら妊娠も「普通に」出来て、「普通に」健康な赤ちゃんが生まれるというのは幻想です。決して今の「普通」は本来の人間という生き物からすると「普通ではない」のです。だからこそ、今、不妊や子どもの障害の増加といったさまざまな問題が起こっているのだと思います。

不登校や発達障害にも栄養が関係している

近年増加する不登校や自閉症を含む発達障害にも栄養が深く関わっています。

発達障害は通常、「生まれつきの脳の障害」とされていますが、出産時の低酸素脳症といった脳の障害とは異なり、母親の胎内での栄養不足が要因の一つと考えられます。以前、貧血をはじめ栄養状態がとても悪い患者さんがいました。結婚が決まったという彼女から出産してもいいかと聞かれ、今はまだやめておいたほうがいいと伝えました。ただ、妊娠も難しいだろうと思うほどの低栄養でした。

数年経ち、発達障害の子ども専門機関のベテラン小児科医から、これまで自分が診たなかで最も重症な情緒障害の患者さんを栄養療法で診てほしいと4歳のお子さんを紹介されました。色白でやせた神経質そうなしかし可愛いらしい女の子でした。癇癪がひどく夜も眠れない。あまりにひどいので脳波も調べたが異常なし。光にも敏感でしたが、何が癇癪のきっかけになるか分からない。すぐに嘔吐や下痢をするけれど、薬は効かない。別の小児科医から採血検査では陰性であるもののアレルギーといわれ下痢をした食材を除いているが、いよいよ食べることが出来る食材がなくなってしまった。すぐに熱をだし、なかなか保育園にも行けない。喘息も疑われ薬も処方されたが変わらないといいます。

母親を見て驚きました。低栄養すぎて妊娠を勧めなかった彼女だったのです。最後の外来から間もなく結婚し妊娠・出産となったようでした。

お子さんの採血をしてみると鉄欠乏やビタミンＢ不足、低血糖が特にひどく、下痢はアレルギーではなく栄養不足による消化管の脆弱さのため消化吸収能力が低下しているものと思われました。

消化管粘膜の栄養になるグルタミンやビタミンＢ群をはじめ医療用のサプリメントも用いつつ、食べられる食材を増やしていきました。消化管に負担のかかる小麦やグルテンをはじめ一部の食材以外はできるだけ細かく切って少量ずつ食べるようにしました。お子さんはとても賢く、一生懸命話を理解してくれました。

栄養状態がよくなるとともに少しずつですが症状は治まってきました。この先どうなるのかと、病院や保育園など多くの専門家が心配したお子さんですが、今はすっかり成長しクラス委員になるなど学校生活も楽しんでいます。支援学級に通うことも難しい思われたことなど嘘のようです。

　このお子さんは決して特別だとは思いません。２０２２（令和４）年に文部科学省が行った調査によると、通常学級に通う小・中学校の生徒のうち８・８％の児童に発達障害の可能性があることが分かりました。学級担任等が「知的発達に遅れはないものの学習面または行動面で著しい困難を示す」とした生徒の割合です。医師の診断ではないものの、子どもたちを長年みている教育の専門家である教師の判断は信頼できると思います。35人学級であれば、発達障害が疑われる児童が約３人はいることになります。発達障害という診断名が広く認知されたからという意見もありますが、実際に教室をみてみると自分たちが子どもの頃と比べて問題を抱える子どもは増えていると思います。その原因は遺伝的要因や成育環境、化学物質や電磁波の影響などさまざまな意見があります。でもここにも栄養不足が大きく関与していると考えています。

　戦後の日本人は性別や年代を問わず体格が年々改善されていきました。ところが１９７０（昭和45）年前後の高度成長期、20～30代の女性だけ体格が悪くなっていったのです。

その時代何があったかを考えると、テレビの画面で毎日のように痩せて小顔のアイドルたちが歌い踊っていました。多くの日本人が、痩せて小さい女の子こそ可愛いと洗脳されていったのです。

これは日本だけでなく、かつて私が訪れたフィジーなどでも同様のことが起きていました。欧米からの映像が届くようになり、若い女性を中心に痩せを礼賛するようになっていきました。低出生体重児が増え始めた頃は「小さく生んで大きく育てればいい」とのんきに言われたこともありましたが、その後、小さく生まれた子どもは成人すると高血圧や糖尿病といった生活習慣病を発症するリスクが高いことが分かりました。BMI（Body-Mass Index）が標準体重22を下回るようになると、生まれる子どもが小さくなります。

胎内で栄養不足だった子どもは、飢餓状態に備えて栄養をため込もうとすると考えられます。また海外の報告では、天災で母胎の栄養状態が悪かった年代に生まれた子どもたちは、30歳時点において精神疾患を発症している割合が多かったとするものもありました。人間は他の生き物に比べ一人前の大人になるまでに長い時間を要します。まず大事な脳が0～2歳に発育し、そのあと体が、そして最後に生殖機能が発育して大体社会的にも20歳くらいで成人します。胎内で重要な臓器ができるときに栄養不足であれば、栄養が満ち足りている子どもに比べて問題が起こるのは当然のことといえるでしょう。
考えられている以上に我々の栄養は偏ってしまっており、低栄養の問題は深刻であることを認識する必要があると思います。

私のクリニックに相談にみえる不登校のお子さんは、「原因不明」の不登校がほとんどです。親も子ども自身も原因が分からないという方が多く、なぜ行けないのかと聞いても「なんとなく」としか答えられないのです。この場合、ビタミンＢ群不足が多いと考えられます。

ビタミンＢ群は、思考力や判断力、感情のコントロールなどに関係する前頭葉の働きに直結しているので、不足することでＴＰＯをわきまえた言動を取ることが難しくなったり、なにより人の顔色や言葉の強さなどいわゆる「気」を敏感に感じてしまうため、直接自分がいじめられていなくても、教室内の雰囲気が意地悪な空気感だといたたまれなくなってしまいます。聴覚も過敏になっているので教室でひそひそ話している人がいると、聞こえてしまうという人もいます。とはいえ、席は遠いので断片的です。もちろんひそひそ話ですから、人の悪口など皆が幸せになるような話ではないことが多いわけです。こうした嫌な空気感がビタミンＢ群不足の人にはよりつらく感じてしまうのです。なかには学校全体の冷たい雰囲気を感じて、毎朝門までは行くもののどうしても門から入れないという中学生もいました。

ビタミンＢ不足は通常肝機能マーカーと呼ばれるＡＳＴやＡＬＴの値や赤血球の直径を表すＭＣＶなどの数値でみることができます。いずれにしても、「なんとなく」の原因が分かるだけでもホッとする方が多いです。不登校になり身体を動かさないことが多くなるなか、お菓子やパン、麺など炭水化物ばかり食べていたら、ますますビタミンＢ群を消費してしまいます。夜ゲームをして眠りが浅くなり、昼夜逆転の生活になるとますます学校に行けなくなります。

なかには潜在性の鉄欠乏症で行けなくなる方もいます。多くは生理（月経）の始まった女子生徒です。だるすぎて朝、起きられません。鉄欠乏により胃腸の機能も低下しているので鉄分を多く含むお肉やお魚などはますます摂りたくなくなり、すぐに元気になる糖質や炭水化物ばかり好んで食べます。ただでさえ成長期は体重当たりのたんぱく質の必要量は成人の２倍とされていますから、たんぱく質不足によるさまざまな症状も出現します。

もう一つ注目すべき栄養素としてビタミンＤの低下があります。ビタミンＤ不足はうつ病や自閉症、不眠症なども関係する栄養素で、不足すると精神面に深刻な影響が出る可能性もあります。ビタミンDは、食事で摂るよりも、日光を浴びることで皮下のコレステロールで作っているものです。現在の紫外線対策を重視し過ぎた結果、多くの日本人がビタミンD不足となり、欠乏症状が予想外に多く出現しています。

子どもの不調は親の低栄養も原因

自閉症傾向、発達障害のお子さんには偏食が多いです。特に糖質や炭水化物に偏る方が多く、結果としてビタミンB群不足や鉄分、たんぱく質不足をはじめとして脳に必要な栄養がまったく足りていない方がほとんどです。偏食といっても、肉や魚ではなく、ほぼ糖質や炭水化物です。ひき肉など少しずつでも食べることが出来る場合はいいのですが、難しい場合は、医療用のサプリメントなどを用いて栄養改善を図ると心も落ち着き、食べることができるようになるケースがあり、相乗効果で回復が早まります。処方されている薬の効きもよくなりますから、投薬量も減り、眠気など副作用も軽くなります。これはどの病気についても同じです。

「栄養が必要」ということは当たり前過ぎてかえって軽視されているように思います。特に日本では栄養不足の自覚が乏しいため医療サイドでも薬を効かせるための栄養がないまま薬ばかり投与して治療が不十分なことがあります。例えば、骨粗しょう症は治療薬のベースにカルシウムやその吸収をよくするビタミンＤなどが必要ですし、うつやパニック障害、発達障害などの薬も、充分なたんぱく質や鉄分、ビタミンＢ群をはじめとした栄養が不可欠であるのに対して、食事内容も聞かずに薬だけ処方されていることがあります。

発達障害は通常「生まれつきの脳の障害」とされていますが、例えば出産時の低酸素脳症などの脳の障害と異なり、母親のお腹にいる間にあるいは精子や卵子ができる過程での栄養不足が大きな原因であると考えられます。１９７０年頃から始まった20～30代の日本人女性の痩せ傾向は、低出生体重児の増加と直結しています。またこうして小さく生まれた子どもが成人すると、そうでない子どもたちと比べて糖尿病や脂質異常症などいわゆる生活習慣病を発症する率が高いことが分かってきました。胎内で飢餓状態でいたことにより、摂取した栄養をため込むようになると考えられています。また、胎児期から2、３歳までに一番脳が発達することが分かっています。ですからこの時期に栄養不足があると、特に脳は障害を起こしやすくなります。

人間は他の生き物と比べて一人前の大人になるまでに長い時間を要します。まず大事な脳が発育し、そのあと体が、そして最後に生殖機能が発育して現在では社会的にも大体20歳で一人前となります。

胎内で脳や重要な臓器ができる時に栄養不足の状態であれば、栄養が充ち足りている子どもと比べて問題が起こるのは当然のことといえます。少し前までは医師も妊婦に太らないように指導していましたが、今は必要以上に体重増加を制限しない方向に転じつつあります。もちろん妊娠高血圧症候群や妊娠糖尿病になるほどの体重増加は問題ですが、それよりも妊婦の痩せの問題が大きいことに医療従事者の認識も変わりつつあるのだと思います。

糖をコントロールできなくなる機能性低血糖症

日本人の多くが、すでに血糖値をコントロール出来ていない可能性があります。糖質は活動するためのエネルギー源としてなくてはならない栄養素ですが、消費している以上に摂り過ぎているのです。

血糖値は、空腹時でも食後でも常に14～80㎎／dlの間にあるのが理想的です。血糖値を上げる調整をしているのは、成長ホルモン、副腎皮質ホルモン（コルチゾール、アルドステロン）、副腎髄質ホルモン（カテコールアミン）、甲状腺ホルモン、グルカゴン、ソマトスタチンなど複数あります。一方、血糖を下げる調節は、膵臓からのインスリンのみです。

人類は約６００万年前から存在するといわれていますが、50年程前からの急激な糖質や炭水化物の過剰摂取に人体は対応できず、血糖の調節異常を起こしています。血糖調節異常の最終形は、糖を摂取したら下がりきらない糖尿病ですが、その前の段階に機能性低血糖症があります。

血糖の調節異常は糖の摂り過ぎやストレスなどで血糖が上がる状態が続くことで起こります。低血糖症のあと高血糖症というと真逆のようですが、血糖値が高くなる状態が続いたことで、唯一の血糖値を下げるインスリンがおかしなタイミングで出てしまったり、出る量が多すぎたりと調節異常を起こすことで血糖値が低すぎる状態となってしまう病態です。この状態が続くと、いよいよインスリンの効きが悪くなったり、インスリンが枯渇してしまったりして血糖値はいつまで経っても下がらなくなり、糖尿病と診断されます。

健康診断では、血糖調節異常の最終形の糖尿病は見つけますが、調節異常のはじまりである機能性低血糖は見逃されてしまいます。なぜなら、健康診断では空腹時血糖やHbA1cといって採血をした時からさかのぼって2カ月程度の血糖の状態を評価する指標が用いられているからです。血糖値については、高血糖は指摘されても低血糖の場合は、飴など甘いものを持ち歩くよう指導されてしまいます。低血糖がひどくて意識を失いそうなときはもちろんそれでいいのですが、そもそも糖の摂り過ぎによる機能失調で低血糖が引き起こされているという仕組みを説明しないと、今後その方はますます糖を摂取する機会を増やし、糖尿病への進行を早めてしまうでしょう。HbA1cも、糖の摂り過ぎで高血糖状態があっても、機能失調によってそれを打ち消すような異常な低血糖状態が同程度あると平均されて問題のない値となってしまうのです。

血糖値を調節されている方は、血糖値が下がるときになだらかに下がり、最も低くなるのは食後4時間くらいです。その時の値も80㎎／dlを下回りません。それが短いスパンで急激に上がり下がりを繰り返したり、血糖値が80㎎／dlを切るなどするとさまざまな不快な症状が表れます。機能性低血糖の症状は鉄欠乏と並んで不定愁訴の症状と一致します。

血糖値が50㎎／dlを下回ると、意識を失うこともあります。前触れもなく急に意識を失って救急搬送されることも少なくありませんが、搬送先につく頃には、副腎などから血糖を上げる調節ホルモンが出て採血してもすでに低値ではなくなっています。入院して一通り全身状態を検査しても異常は見つからず、「原因不明」とされてしまうのです。

運転中に意識を失って事故を起こした方の中に、睡眠時無呼吸症候群や禁煙の治療中の方がいます。この方たちも機能性低血糖症が隠れていることがあります。睡眠時無呼吸症候群の方は、寝ている間に無呼吸状態を繰り返すことで呼吸をさせようと交感神経が優位となり血圧や血糖が上がります。そもそも睡眠時無呼吸症候群のリスク因子に肥満があり、糖の過剰摂取の方が多いです。禁煙治療中の方も、口寂しさを埋めるため、ガムやあめ、ジュースなどを摂取する方が少なくありません。運転中に眠気覚ましのつもりで飲んだ砂糖入りのコーヒーなどが引き金となってしまうのです。

また子どもの起床困難にも関与しています。機能性低血糖症の方は起床時には低血糖状態であることが少なくありません。血糖が50㎎／dlを下回るような状態であれば、いくら家族が起こしても意識を失っている状態ですから起きるはずがありません。エネルギーが低下しているわけですから、とても起き上がって支度をすることなど出来ません。特に思春期の子どもはインスリンが過剰に分泌されている方が多く、ひどい低血糖症状を呈することがあります。糖の調節障害が起こると、血糖の乱高下により自律神経系が乱れます。これにより血圧や体温調整などもうまくいかないことがあります。不登校児の多くが、起立性調節障害と診断されています。起立時に身体や脳への血流が低下する病気という認識ですが、だからといって小児期・思春期の大事な時期を横にさせておくしかないのでしょうか。低血圧の薬や自律神経調整薬などが処方されることが多いですが、劇的に効いた症例は少ないのではないかと思います。

また近年、外来を受診する10代の学生さんは、やせていても高血糖の方が増えています。糖尿病は家族歴が濃厚とされますが、家族歴がないお子さんでも高血糖なのです。これはいかに我々現代人が糖を過剰に摂取しているかを表していると思います。

糖尿病は予備軍を含めると日本人の5人に1人といわれています。機能性低血糖症を含めるとさらに深刻であると思われます。年齢を問わず、糖の問題はもっと深刻にとらえる必要があると思います。

海外では砂糖税やソーダ税を取り入れる動きも

海外では、砂糖が健康に及ぼす弊害をきちんと国民に示している国もあります。例えば、フランス、アメリカの一部の州やメキシコ、マレーシア、ハンガリーなどでは砂糖税やソーダ税と呼ばれる税金があります。イギリスでは糖類を含む飲料に対して課税して、その税収を主に子どもの生活習慣病予防や食生活の改善支援に活用しています。アルコールやタバコなどと同様に、依存症になり得るものとしてとらえられているのです。

実際に規定値を超える砂糖を含む甘味飲料に対して税金を導入したマレーシアでは、成人の肥満率（ＢＭＩ25以上）が13・３％と日本の３・３％に比べて４倍となっています。子どもも約１割以上が肥満に分類されており、10代の糖尿病が急増しています。原因の一つに砂糖の過剰摂取があるとして政策が取られています。日本ではこうした明らかな肥満体型が少ないため、砂糖を規制するほどの危機感がないのだと思います。しかし、外来で診ている保育園・幼稚園～大学生までの子どもたちは、やせていても血糖値が高い方が増えています。保護者も太っていないので毎日のように子どもがジュースやお菓子を摂取していても高血糖になっているとは想像していないのです。今の40～50代以上の方が子どもの頃と大きく異なり、現代の多くの子どもたちの運動量は低下しています。一方でお店も増え、さらに美味しい（＝糖度の高い）お菓子やジュースはずっと身近になっています。

　成人の糖尿病の方でも、標準体重かむしろやせている方が少なくありません。２０１９（令和元）年の国民健康・栄養調査でも日本人の５人に１人が糖尿病と発表されており、まさに国民病といえます。糖尿病は動脈硬化に直結し失明や腎不全による透析、壊死による下肢切断などだけでなく、うつ病や骨粗しょう症、認知症などさまざまな疾患に関連しています。

　日本においても、砂糖類に関する何らかのルールや啓発活動が必要ではないかと思います。

摂食障害は長期的な自殺行為

　人間が生命を維持するために必要な欲求を「生理的欲求」といいます。最も基本的な欲求で、食欲や睡眠、呼吸、性欲などがこれに当てはまります。摂食障害は、生きるためになくてはならない「食事を摂る」という行動にさまざまな問題が生じる疾患です。

極端に食事を制限する拒食症（神経性やせ症・無食欲症・食思不振症）や食欲が止まらず満腹感を得られないまま短時間に大量に食べてしまう過食症（神経性過食症・大食症、過食性障害）、過食嘔吐を繰り返す反芻症《はんすうしょう》などがあります。体重や体形に対する過度なこだわりや自己評価への影響、ストレスへの代償行動といった精神・心理的要因が根底にあります。

新型コロナが蔓延するようになり、摂食障害の方が顕著に増えたように感じています。産婦人科の外来に「月経が来ない」「生理が不順になった」といって来院される方のなかには予備軍を含めて摂食障害の方がいらっしゃいます。患者さんは、月経が来なくなったことと体重の変化があったことを結び付けて考えていないことがほとんどです。「痩せることは健康にも美容にもいいこと」と思い込んでいる方も少なくありません。何の病気でもそうですが、軽度なうちに治療が開始出来れば早く治ります。摂食障害も同じです。ひどく痩せた状態なのに太っているという歪んだ認識や食べ物を飲み込むことが気持ち悪くて出来ない、空腹感も満腹感も感じなくなり、何をどのくらい食べていいのか分からないというようになってからではなかなかすぐには治りません。新型コロナの流行以降は、月経不順で来院した方であっても、すぐに入院が必要なほどにやせ細っているケースが多々ありました。紹介先の病院はどこも数カ月先まで予約が一杯です。私の小さなクリニックでもこのような状態でしたから、全国規模でも同様に重症の摂食障害患者さんは増えていたと思われます。

実際に2021（令和3）年、国立成育医療研究センターによる、子どもの心の診療ネットワーク事業（全国26の医療機関が参加した調査）において、コロナ禍前の2019（令和元）年度に比べ2020（令和2）年度は神経性やせ症が増加したとする報告がありました。新規の外来患者は約1・6倍、新規の入院患者も1・4倍に増加したほか、重症化していて入院期間が延びているというものでした。また、既に拒食症や過食症になっている方も自粛生活の中で症状が悪化していることも分かりました。

ある中学生は、「自粛期間で部活動もなく家でじっとして動いていないのに、3食食べるのはおかしい」と思って食事を残すようになりました。面白いくらい、すぐに体重が落ち始めました。成果が出たことが嬉しく、ますます食事の量を減らしていきました。もともと勉強もよく出来て活発なお子さんだったため、家族も気にしなかったといいます。ただ、余りに痩せていくので心配になり本人にきくと笑顔で「大丈夫！」と答えたのですが、よくよく聞くと「でも生理は来ていない」と話したため受診に結び付いたということでした。またある高校生は、体操部で全国でも上位の成績の方でしたが、自粛生活での運動不足を危惧して食事の節制と運動を増やしました。自室にこもり柔軟体操をし続けました。また家族がいない間は家の階段の昇降を永遠と続けたといいます。少しでも食べるとすぐに太ってしまうように感じて、体を動かさずにはいられないとやせて真っ青な顔で答えました。拒食症は死に至ることも少なくない疾患です。周囲も根気強くサポートする必要があります。

　また、見逃されやすいのが過食症です。過食症の方は、体重も標準から（軽度）肥満の方も多く、拒食症の方に比べてそのつらさや苦しさが周囲に分かりにくい方が多いです。むしろ少しふくよかな体形を揶揄されたり、疲労感や身体の痛み、消化器症状などで受診しても医療機関でさえ、「痩せたら治るよ」の一言で終わったりと、日々とても傷ついてさらに過食を繰り返してしまうという方も多くいらっしゃいます。

　過食も拒食も表裏一体です。どちらにしても「摂食」という生きる上で極めて根源的な行動が正常に出来なくなっている状態です。急激な体重の変化や摂食の変化は身体に強いストレスになります。卵巣は子孫を残すための臓器ですが体重や摂食の変化は卵巣機能を悪化させます。宿主である母体が「生きるか死ぬかの一大事」と認識すると子孫を残すどころではないと判断し、生理不順となり妊娠しにくくなるのです。特に過食症の場合、たいてい過食する食べ物は糖質や炭水化物が中心で、飲むように食べます。「肉を毎日泣きながら飲むように過食してしまう」という方はまずいません。ただでさえ栄養不良の日本人女性ですから、本当はお肉やお魚といったたんぱく質やミネラルが豊富な食材を、よく噛んで食べて欲しいですが、まずそんな方はいません。過食症の方でたとえ太っていたとしても、実はひどい栄養失調である方がほとんどです。

「お腹が空いて、食べたいものを一人前、罪悪感なく美味しく食べる」。健康な人には当たり前のことだからこそ問題が起きた時には深刻です。それでも摂食障害は治せます。

摂食障害は長期的な自殺行為です。自分自身が一番頑張って生きていることを知っています。その自分をさらに痛めつけますか。摂食障害の方は賢くて優しい方がほとんどです。嫌なことやつらいことがあっても他人にあたることをせず、自分を傷つけることでストレスを解消しようとしているのです。「過食しそう」と思ったら、「今は本当に胃袋がカラなのかな?　心がカラなのかな?」と自問自答してみてください。もし心なら、少し贅沢に高級チョコレートや１本単位で売っている高級バナナなどを買ってみてください。過食のときは安いものでも大量に買って短時間で食べつくしますから、むしろいいものを少量買う方が安くなりますし、心はその方が満たされます。高いと思えば、バクバクは食べないはずです。自分のために丁寧に美味しいお茶でもいれて優雅な時間を過ごしてみてください。

少しずつでも自分を大切にすることを実践してみてください。そして自分をほめること。「偉い！　今日過食しなかった」「私って、つらくても人に不満をぶつけない超いい人！」ぜひやってみてください。

精巧なスポーツカーもガソリンがなければ走れない

人間の身体は精巧に出来ています。医学は、長い時間をかけてこの見事に出来ている人体の仕組みを解明しながら進んでいます。でもまだまだ道半ばです。そのなかでも明らかなことが一つあります。人間の身体は「栄養がないと動かない」ということです。

私はよく患者さんに、「あなたを車に例えると、時速３００～４００㎞なんて軽くだせる素敵なスポーツカーです。でも残念。ガソリンがなくて１㎜も動けない。今はそういう状態です」と話します。ガソリンの代わりに水や灯油を混ぜたらどうでしょう。うまく動かないだけでなく、エンジンを傷めて車をだめにしてしまいます。

人間の身体も同様です。本来の人間が摂るべき栄養があるのです。人間は雑食だからと何を食べてもいいように勘違いしていると、「こんなはずではなかった」ということになってしまいます。現在、日本で問題となっている多くの疾患の根底に栄養不足があります。

最近こそ「貧困」という言葉を耳にしますが、それでも昔（第二次世界大戦前）よりずっと栄養豊富に食べているし、なにせ日本は世界有数の長寿国です。和食は身体にいいと世界で評価もされていて、栄養バランスを考えて食べたほうがいいことなんて知っている。そう思っている方は多いと思います。

１９４５（昭和20）年頃まで日本人の平均寿命は男女とも約50歳でした。戦後、それまで日本人があまり食べてこなかった肉の摂取が増えたことや、医療の進歩や機械化による過重労働の減少などにより、日本人は歴史に類をみないほど短期間で寿命を延ばしました。人類は国を問わず「不老長寿」を求めてきました。今の日本は達成しつつあるわけですが、みな手放しで喜んでいるでしょうか？　日本は、平均寿命も健康寿命（健康で自立した生活を送れる年齢）もともに常に世界上位ですが、その差は男性で約9年、女性で約12年あります。誰かに介護してもらわないと一人では生きることができない、日常生活に制限のある「不健康な期間」が女性は平均して干支一回り、12年もあるのです。

「年だから仕方ない」と諦めてしまうにはあまりにも長い時間です。介護が必要となる理由はさまざまですが、脳卒中や心疾患、糖尿病など生活習慣病によるものや関節疾患や骨折などロコモ関連疾患によるもので約半数を占めます。メンタル不調も同様です。これらの疾患の多くが、食事を中心に生活を見直すことで予防できるのです。

変化はストレス（II）

ホルモンの変化をはじめとして、女性は日々の生活の変化、気温や気圧の変化のほか、人生における役割や、環境の変化など太古の昔からさまざま変化の渦に飲み込まれながら、耐え忍んで来ました。ここに現代、新たに加わった変化が「血糖値」です。

機械のない時代は人力を頼りにせざるを得ず、糖質は他の栄養素に比べ素早くエネルギーとなるとても重要な栄養素でした。体を動かすだけではなく、脳のエネルギーにも体温維持にも大切です。美味しくて心も体も癒す砂糖は、長い歴史の中で国を問わず、とても貴重で高価なものでした。

ところが、１９６０年代前後の高度成長期以降の日本ではそれまでとは反対に、砂糖はどんどん身近なものになり、安くて美味しい食材として欲望のまま摂取することが出来るようになったのです。

しかし何においても「過ぎたるは及ばざるがごとし」です。人間の身体は、糖をあり余るほど摂取することを想定して作られていないのです。

変化はストレス。つらさを紛らわすために摂取した糖質で、「血糖値の乱高下」というさらなる変化を生んでいる女性が増えています。

第3章

不定愁訴を根本から治す
オーソモレキュラー療法とは——
血液検査とカウンセリングで必要な
栄養素を導き出す

オーソモレキュラーとは

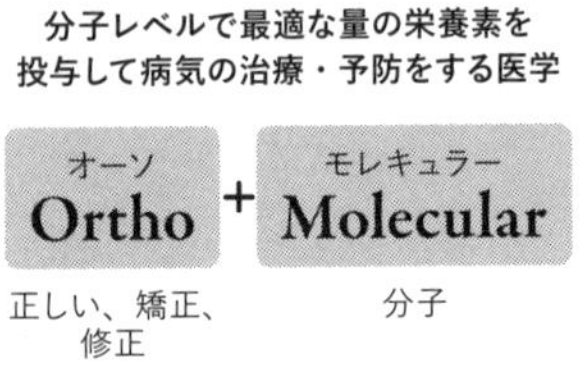

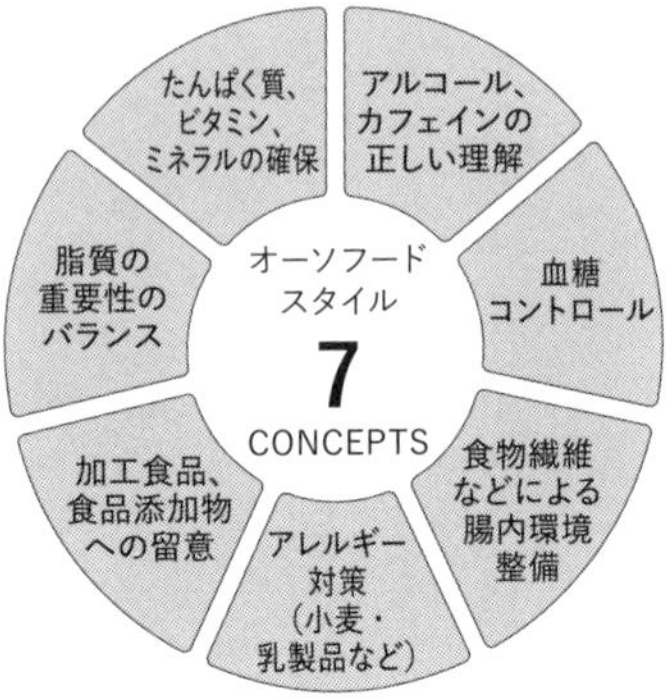

出典：
左図　広島ステーションクリニック
右図　オーソモレキュラー栄養医学研究所

オーソモレキュラー栄養医学

私はオーソモレキュラー（Orthomolecular〔nutrition〕medicine）という考え方を診療に取り入れています。オーソモレキュラー栄養医学とは、「生体内に正常にあるべき分子（molecule）を至適濃度に保つ（ortho）ための、充分量の栄養素（nutrition）を摂取することにより、生体機能が向上し、病態改善が得られる治療法（medicine）」をいいます。少し難しいですね。簡単にいうと、「自らの自然治癒力を高め、病気の進行を防ぎ、症状の改善とさらに病気の予防を目的とする」医学です。

私たちの身体は誰もが60兆個もの細胞から出

来ていて、基本的には自ら病気や怪我を治し、老化を防ぐ能力さえも備えています。ただし、材料である栄養がないと機能しません。言われれば当たり前のことですが、最近の医学は人間の身体の持つ能力を過小評価していて、「病気や老化は仕方ないことでひどくなったら強力な薬や手術などでやっつけるしかない」、という考えが中心となっているように思います。もちろん重症のときは、やむを得ないですが、そうならないようにする知識を持つことは誰においても大切なことです。また病気や怪我をしているときも自らの身体は精一杯治そうと努力しています。安静だけではなく、自らの細胞たちが病気や炎症の改善、老化を防ぐための至適な量（optimal dose）の栄養を取ることでより早く改善に向かいます。ここでいう、「病気」は細胞の故障を、「炎症」は細胞の激しいダメージ（壊れた状態）を、また「老化」は細胞の衰えや数の減少をいいます。

　オーソモレキュラー栄養医学でいう「至適量（optimal dose）」の概念は、通常の「栄養」の考えとは異なります。一般に「栄養」というと、「栄養所要量」なる数値が出され、この量を摂れば、誰にとっても健康を維持または改善する量として十分であると誤解されています。一方、栄養不足というと、今度はいきなり「欠乏症」のことを指すようになります。欠乏症で有名なものとして、例えば、ビタミンA欠乏の夜盲症、ビタミンB_1欠乏の脚気、ビタミンＣ欠乏の壊血病、ナイアシン欠乏のペラグラ、ビタミンＢ12欠乏の悪性貧血、ビタミンＤ欠乏のくる病などです。本来、人それぞれの状態により、細胞の機能には差があるはずです。病気のときは普段より機能が落ちているでしょうから、必要とする栄養は通常より増えるはずです。

オーソモレキュラー栄養医学は新しい考えではなく、既に70年前から提唱されているものです。カナダの精神科医、エイブラム・ホッファー博士（Abram HofferM.D., Ph.D）は統合失調症治療にナイアシン（ビタミンＢ３）が必要であることや機能性低血糖症と精神疾患との関係を提唱しています。また、アメリカの化学者で、２度もノーベル賞を受賞している（ノーベル化学賞〈１９５４年〉、ノーベル平和賞〈１９６３年〉）ライナス・ポーリング博士（Linus Pauling Ph.D）は、１９６８年にはサイエンス誌に『分子整合精神医学』を発表し、１９７４（昭和49）年に「ビタミンＣと風邪」についての著書を発表しています。オーソモレキュラー栄養医学の考え方は、生化学や医学を学んでいる方はもちろん、そうでない方にとっても、「確かにそうだ、なんで今まで気づかなかったのだろう」と思うはずです。

基準値は正常値にあらず
健康診断の数値は〝低すぎないか〟もチェックする

　では体調の不良を発見したり、予防したりするための栄養の至適量を知るためにはどうしたらいいのでしょうか？　これには採血や採尿などの検査が有効です。身体は正直です。自分が思っているより正確に身体に表れています。今、脳で感じている症状が出る相当前から火消しをしてくれています。健康診断のとき、自覚していなくても、白血球が急増して炎症反応（ＣＲＰ）が陽性になっていたことはありませんか？　そこで、火消しが出来たら何もなかったこととして、我々は生活しているのです。でも体の細胞たちからすれば、脳という王様に問題があったことが伝わらないよう、満身創痍で日々戦ってくれているのです（ですから軽い症状のときでも、実は「軽くはない」のです）。

　さて、検査をすると、自分の数値の横に「基準値」というものがあります。その基準値の範囲内であればＯＫ、外れていれば「！（感嘆符）」や「Ｈ（高）」「Ｌ（低）」などが付いて、最後に注意のコメントが書いてあると思います。これを見て基準値があたかも正常値であるように思っていませんか？　実は、そう単純なものではないのです。

血液検査の数値は、検査会社さんなどが集めた、自称健康という方々を数十人から数百人（何人にするかの規定はなし）を母集団として、その95％が占める範囲を表したものです。ですから、「正常値」ではなく「参考値」に過ぎません。個人の正常値とも異なります。

もちろん、基準値とされている中には、糖尿病などの空腹時の血糖が１１０㎎／dlを超えたら正常ではありませんよ、HbA1cが6・5以上は糖尿病ですよ、ヘモグロビン（Ｈｂ）が12㎎／dlを下回ったら貧血としましょうなど各中心となる学会が推奨する値が採用されているものもあります。

ほかにもコレステロールなど脂質代謝の項目などがそうです。これらは病態を積極的に改善させるために必要な代謝を得るための判断値であり、栄養素の欠乏や不足を判断するものではありません。たしかにＨｂ値やHbA1c値など学会で推奨する値を逸脱したものについて問題ありとする対応は間違いでありません。ただし、その範囲内であっても「異常なし」ではない場合があることを知って欲しいのです。潜在的なものや個人差は見逃されてしまいます。データを3～6カ月ごとにみていき、「その方の正常値」はいくつなのか、変化が起きていないか、その時の症状は何なのかを丁寧にみていきます。オーソモレキュラー療法ではそうした臨床判断値を用いて経過を診ていきます。

根本にある栄養不足を解消しなければ、いつまで経っても不調は治らない

ある患者さんは月経痛がひどくていつも痛み止めを飲んでいました。もともと胃の調子も悪く、痛み止めを飲んだせいかさらに胃の不調も出たため。消化器内科を受診して胃薬が出ました。飲んでいると調子は少しよくなります。しかしその後メンタル不調も起こり、心療内科に通うことになりました。冷えも強く、さらに漢方医を受診。漢方薬が出ました。皮膚も乾燥してかゆくなり、皮膚科も受診し軟膏も出されました。たびたび風邪をひくようになり、近所の内科で薬をもらっています。

このような患者さんは実は少なくありません。その根本にひどい鉄欠乏があったりします。

鉄には次のような働きがあります。

（1）赤血球を作る

（2）体内に酸素を運ぶ
（3）骨・皮膚・粘膜の代謝に働く
（4）コラーゲンの生合成
（5）白血球・免疫に影響を及ぼす
（6）知能・情動に影響を及ぼす
（7）消化管に影響を及ぼす
（8）身体活動横紋筋に影響を及ぼす

先程の患者さんは、おのおのの症状に対して病院に行ったり、薬を飲んだりしていますが、根本の鉄不足を解消しない限り永遠とこれらの症状が「手を変え品を変え」まるでもぐらたたきのように出て来ます。そしてさらに悪化していきます。そして、こんな自分に対し、「私って身体が弱いな。希望することも出来ないし、ダメダメ人間だな……」と思ってしまうかもしれません。

なぜこんなことが起こってしまうのでしょう。一つには、医学が臓器別に分かれ、おのおのの症状に合わせた治療となっている場合が多いことがあります。昨今、総合診療科や多くの症状がでる膠原病などがこれらを補完する形にはなっていますが、本当はどの診療科でも「栄養」についてもう少し認識すると、患者さんが転々とすることが減るのではないかと思います。

もう一つは、そもそもの判断値が異なることです。一般的に病的貧血は、Ｈｂ11ｇ／dl、Ht33％未満となっています。確かに、この基準に当てはまる人は貧血であることは間違いありません。しかし、一見12ｇ／dl以上あっても、鉄欠乏が隠れていることが多々あります。これを潜在性鉄欠乏症といいます。貯蔵鉄は男女問わず、１０００㎎が理想とされており、血清フェリチン値に換算すると１００～１２０ng／mlに相当します。フェリチン値が80ng／mlを切ると何らかの鉄欠乏による症状が生じるとされています。Ｈｂ11ｇ／dl未満でないと貧血と診断しないと誤ってしまうと、多くの鉄欠乏患者が見逃されてしまいます。ただし、フェリチン値を測定すればいいかというと、それでも見逃しが出ます。フェリチン値は炎症や脂肪肝などでも上昇してしまうからです。特に、貧血で疲労感や抑うつ状態になっている多くの女性が、消化がよく、刹那的でも症状が緩和される糖質・炭水化物に偏った食事をしています。このため低たんぱく血症から血管内脱水の状態（漢方でいう水毒の状態）となり、Ｈｂは14から15ｇ／dlなどむしろ「血が濃い」状態となったり、やせているようにみえても脂肪肝となったりして、フェリチンが低下していないように見えることがあります。これは肥満の女性も同様です。このような時はＭＣＶ（平均赤血球容積）など他の数値と組み合わせて判断します。

あと何といっても、問診や視診など通常の診察が大事です。いくら数値がよくても、真っ青な顔色をしていたり、「肉や魚はしばらく食べていません」という方が、いい値であることは通常あり得ません。

栄養療法は、期待していた効果だけでなくおまけの効果も！

栄養療法をしていくと、はじめの主訴を改善するだけでなく、体質だとあきらめていた症状も軽減するようになります。アレルギーがひどいためにビタミンＤを摂取していた患者さんが、「うつがよくなった」と喜ばれたことがあります。保険薬で処方されるビタミンＤは、骨粗しょう症などでカルシウムの腸管からの吸収を促進する目的で飲みます。

通常、ビタミンＤを摂るために必要なのは、日光（紫外線）を浴びることですが、食材としては鮭や干ししいたけがあります。ビタミンＤも日本人はほとんどの方は欠乏状態でサプリメントを用いるしかないのですが、この患者さんにも医療用のサプリメントを処方していました。うつで悩んでいることは、外来ではうかがっていませんでした。あとで聞いたことによると、以前、抗うつ薬を出されてたことがあったものの副作用で飲めず治療はあきらめていた、ということでした。このように、栄養療法をすることで、思わぬおまけの効用がついてくることが多いです。

不調の正体を丁寧に探り出す
～ストーリーを考える～

事故や怪我と異なり、病気はいつ発症したのかが分かりにくいです。心であれ体であれ、症状を自覚する前から、体内では細胞たちが治癒するように動いています。これをあぶり出すには、よく患者さんの生活状況を問診で聴くことがとても重要になります。患者さん自身は、平気だと思っていても、思っているのは脳のごく一部の話です。氷山の一角と例えられますが、顕在意識に上っていることなどごくわずかです。特に女性の場合は我慢強い方が多いので、漬物石のように自分でつらさを押し込んでいる方が少なくありません。しかし体は正直です。つらさは症状となって表れます。お話は症状を自覚する前からの生活上の変化がなかったかをうかがいます。いい変化も悪い変化もです。変化の良しあしは関係ないのです。変化は何であれ、それが当たり前になるまでは、身体にとってはストレスになります。例えば、部署の移動や昇進、転居や結婚・離婚、家族の病気、妊娠・出産、流産、不妊治療、地域の行事、子どもがいる方は子どもの進学や受験など、彼や夫との関係の変化などです。「変化はストレス」です。こうした変化に加え、月経がある女性はホルモンも日々変化しています。変化が当たり前に、なだらかになる間、ストレスを緩和しようとして、６割以上の方が食行動に変化がみられます。

以前私のクリニックでストレス時の食行動についてアンケートを取ったことがあります。すると、過食や拒食になる方が６〜７割でした。そして、過食になる方は何を主に過食するか、拒食の方はせめてその時、何を食べているかを尋ねたところ、糖質や炭水化物と答えたのです。普通に考えて、「落ち込んだから肉を食べよう！」とはなかなかならないですね。これはネズミ（ラット）の実験でも同様の結果が出ています。少しかわいそうですが、床に電気をはわせてラットを置くと、ストレスと感じて通常食である脂肪の摂取が１／３に減少した一方で炭水化物が９・５倍に増加したというのです。糖質を摂ることは急場のストレスを緩和するのに効果はあるものの、その後繰り返すことで血糖の調節異常を起こし、より感情の起伏が激しくなるなどの不調を引き起こします。

また数値の経過をみて、変動がないか、あれば何による変動なのかを見ていきます。

たんぱく質・鉄が上がると糖が下がる

栄養素をこと細かに見ていくよりも、ざっくりと考えることが大事です。食事は特に毎日のことですし、楽しく嬉しいことです。それが、難しくなったり制限がたくさんあったりしたら悲しくなりますし、「もういいや！　めんどうくさい！」となりがちです。

多くの患者さんの採血の経過をみていると、たんぱく質や鉄などが増えていい値になってくると、おのずと血糖値が下がってきます。逆に血糖値が上がってくると、たんぱく質や鉄などが下がってきます。数値では糖グループとして、ＢＳ（血糖）ＴＧ（中性脂肪）、たんぱくグループとしてＢＵＮ、Cr、ＵＡ、Ｔ－ＣＨＯ、Htが分かりやすいです。

ＢＳやＴＧが上がると、ＢＵＮ、Cr、ＵＡ、Ｔ－ＣＨＯが下がり、Htが上がります。

「私は大食漢なので、なんでも食べます！」という方も、胃袋にも限りがありますから、たんぱく質系も糖質も十分量とることは難しいでしょう。

こうしたことから、私は「お菓子やごはん・パンはだめですよ」とは言わずに「おかずを中心に食べてください」と言うようにしています。どうしても忙しかったり、つらくて糖質を食べざるを得ないこともあるでしょう。でも承知していればいいのです。「今私はつらすぎて、このお菓子を食べずにはいられないから食べる」と。きっとこのあと寝落ちしたり、朝顔がむくんで嫌な気分になるかもというところも知っている、ということが大事です。食べているときは、美味しく食べてください。でもよく噛んで！　これはいわば、がんばった自分への報酬です。しかしがんばり過ぎた報酬でもあります。明日は、身体が本当は喜ぶ美味しいお肉やお魚を食べよう、と思ってください。缶詰の魚をおしゃれに盛り付けると高級和食屋さんのようになります。出来るだけお気に入りのお皿に素敵に盛り付けて見てください。そして、余力があったら、「食べたんだから、エネルギーは充満された！　ばりばり仕事をして体を動かそう！」と思って活動してください。

　普段は、糖質を粋に使えるよう、筋肉を作るべくたんぱく質や鉄などのミネラルを意識して摂りましょう。

プラセンタと栄養

プラセンタは、哺乳類の多くが妊娠時に子宮内に形成される胎盤のことです。胎盤によって母体から胎児に栄養や酸素が運ばれます。多くの哺乳動物が、出産後に胎盤を食べますが、妊娠・出産により低下した体調を回復するためと考えられています。歴史をみると、紀元前４００年頃の医学の父と呼ばれるヒポクラテスはすでに医療に用いていたようです。中国では秦の始皇帝以降、生薬「紫河車（しかしゃ）」という不老不死の妙薬として美容に広く使われてきました。古代エジプトのクレオパトラや中国の楊貴妃、フランスのマリー・アントワネットも美容を目的として使用していたという話もあります。私の祖母は助産師でしたが、昔から「お産婆さんの手はすべすべして綺麗」といわれていたと聞いたことがあります。以前は素手でお産をとっていましたから、胎盤を直接触っていたのでしょう。

現在、美容医療に用いたり化粧品などにも配合されたりするプラセンタエキスは、胎盤から有効成分を抽出したものです。保険適用にもなっており、更年期障害や乳汁分泌不全、慢性肝疾患における肝機能障害などの疾患に対しては、ヒト胎盤から抽出したプラセンタエキスが用いられます。

以前私と同じ産婦人科医から、「なぜプラセンタが更年期障害に効くのでしょうか」と質問されたことがあります。たしかにＨＲＴ（ホルモン補充療法）や大豆イソフラボンのように、減少する女性ホルモンを補うのなら理解できるけれども、プラセンタはホルモンでもないのになぜ効果があるのか、という質問でした。保険適用薬になっているということは、確かな効果が確認されているということですから、「まゆつば物」ではありません。医薬品ですので、成分は均一に含有されて品質も2年間劣化がないことが確認されています。

とはいえ、どういう理由で効いてるのか？　答えは、栄養分が効率的に摂れるからです。プラセンタには多くのアミノ酸や各種ビタミン、ミネラル等の栄養素が豊富に含まれており、これらが総合的に摂れます。

女性にとって、最大の味方であるエストロゲンが急激に低下したことで表れる症状が更年期障害です。身体は必死に症状に対峙します。この時に、普段以上に材料である栄養が必要となります。オーソモレキュラー栄養療法では、栄養素の量に症状を改善する効果が依存するという考えですが、胎盤エキスのように自然に近い形での配合は、少量でも吸収がよく効果を発揮します。

いくら自然がいいといっても、普通の食材では必要成分が少なく、むしろ果物における ビタミンCのように、「ビタミンCを摂りたいと思ってたくさん果物を食べたら血糖値が 高くなってしまった」という弊害も出て来てしまいます。子どもを育てるための臓器「胎盤・プラセンタ」のもつ特異な点であると考えます。

栄養があって初めて薬は効果を発揮する

栄養が不足している身体に薬を入れても、十分な効果は発揮されません。むしろ副作用のほうが多く出てしまうこともあります。例えば、うつ病やパニック障害、ADHDなど発達障害に対する薬は、脳内の神経伝達物質を調節するものですが、伝達物質そのものを作るのは、たんぱく質、ビタミンB群、鉄などの栄養です。栄養を摂ることを指導せずに、薬だけ処方するので、どうしても薬の量を増やすような投与方法になっているのです。

骨粗しょう症の治療薬も高齢化に伴ってさまざまな薬剤が開発されていますが、なんといってもカルシウムが大事です。2020（令和2）年の食事摂取基準（2020年版）

では、日本人は成人１日当たりのカルシウムの推奨量を、男性７００~８００㎎、女性は６５０㎎としております。成長期の子どもや更年期女性はさらに多い量（８００~１２００㎎）が必要です。一方、２０１９（令和元）年の「国民健康・栄養調査」によると、全年代の１日の平均摂取量は男性５２０㎎、女性５０９㎎と推奨量には足りていません。

　カルシウムは骨だけでなく、血中にも存在します。血中のカルシウム濃度を一定に保つために、口から入ってこないと、骨からカルシウムを供給します。骨粗しょう症の治療をしている方も、必ずカルシウムを意識して摂取してください。乳製品や魚介類、大豆製品、野菜では小松菜、チンゲン菜などに含まれます。食事だけでは足りないのでサプリメントなどを利用することをお勧めします。カルシウムの腸管からの吸収を促進させるビタミンＤ（鮭や干ししいたけなどに多く含まれる）も日本人は足りません。骨質をよくするビタミンＫ（納豆など発酵食品、小松菜など）も必要です。

　どの治療薬も基本的には栄養（材料）との二本立てで効果を発現します。栄養あっての薬です。当たり前のことのように思いますが、「日本人は栄養が摂れている」という前提になっており、意外と見過ごされています。

メンタルストレスでも白血球は上昇する

鉄欠乏で頻脈や動悸息切れが出ることもあります。また、自律神経失調症を起こして絶えず微熱が出るという人もいます。コロナ禍における感染対策で、私たちは日常的に熱を測るようになりました。その結果、自分自身が常に微熱がある状態だと気づいた人もいると思います。また、微熱で疲れやすく、学校や仕事も休みがちとなりあちこちの病院を転々としている人もいます。

鉄欠乏や機能性低血糖症などによって自律神経失調症が起こると、体温調節にも異常が生じます。普通であれば感染症など何らかの炎症があって発熱することが多いですが、こうした理由がないのに絶えず微熱が続いたり白血球が増えたりする人がいます。

一般的に、白血球は感染症やアレルギー、白血病などの血液疾患、甲状腺機能低下症、膠原病などで上昇することが知られていますが、こうした疾患だけではなく、メンタル不調でも上昇することがあります。

私は患者さんには「白血球は兵隊です」と説明しています。白血球が増えるということは、体にいつもより兵隊を増やさないとならない状態、つまり体内では災害や戦争になっているということです。自覚症状がない場合というのは、王様である脳に分からないように下々の者で解決を図っているということともいえます。のどが痛い、咳が出るなどの感染症の自覚症状がなくても白血球の高値が持続している場合は、身体は相当、ダメージを受けて戦っているともいえますし、戦争状態が長いわけですから、平時には普通にできていたことができないわけで、自律神経失調症の症状として例えば微熱や頻脈などさまざまな「不定愁訴・原因不明」とされる症状が出るのです。こう考えると、胃がもたれたり、頭痛がするといった、「よくある」「ちょっとした」症状も脳が自覚するほどの症状は軽視できないといえます。白血球数もまた基準値の幅が広く個人差が大きいです。数回の検査結果を見て、普段自分が従えている兵隊数（白血球）はどれくらいの数値なのか知っておくことは大事です。

ビタミンＢ・Ｄ、亜鉛、マグネシウム……すべてが現代人には足りていない

不足しているのは鉄だけではありません。ストレスの多い現代人にとって必須ともいえるビタミンＢ群や免疫力をはじめとする重要な働きをするビタミンＤ、あるいは生きていくうえで欠かせない亜鉛や銅、カルシウム、マグネシムなどのミネラルも現代人の体には不足しています。

私は１９９３（平成５）年に医師免許を取得しましたが、国家試験の勉強中に印象的な問題がありました。日経平均株価は１９８９（平成元）年末にピークとなり、翌１９９０（平成２）年1月には暴落し、１９９１（平成３）年頃にはバブル崩壊といわれるようになりました。とはいえ、まだＧＤＰもアメリカに次いで第2位であり、飽食の時代ではありました。このため、日本人が栄養不足という意識は医療でもほとんど認識されていませんでした。しかしそのなかにあっても唯一、カルシウム不足に関する設問があったのです。日本人は豊かで栄養不足ではないけれど、カルシウムだけは不足しているのでサプリ

メントなどで補う必要があるというものでした。私はその後、産婦人科医となり更年期医学、特に閉経後の骨粗しょう症などについて研究することになりました。ここでカルシウムやビタミンDなど骨に関わることとなりました。

私が医師になってから30年が経ちましたが、日本人の栄養に関する認識は当時とほとんど変わっていないのではないかと感じています。相変わらず日本人に栄養失調はないことが大前提とされていますが、それはすでに幻想です。日本人に不足している栄養素はカルシウムだけではなく、もはや糖質以外、亜鉛やビタミンなどさまざまな栄養素が不足しているということを多くの人に知ってもらう必要があるのです。

日本人のカルシウム不足は深刻化している

カルシウムは骨を丈夫にして骨粗しょう症を防ぐ栄養素として広く語られていますが、骨を丈夫にするためにはカルシウムだけを摂っていても不十分です。カルシウムの吸収を良くするためにはビタミンDやビタミンCなども必要になります。

骨粗しょう症といえば、女性に多い病気として知られています。骨密度は性ホルモンと密接に関係しています。思春期に男女とも骨量は増えて、20歳頃に一生のなかで一番骨密度が高い時期を迎えます。これをピークボーンマスといいますが、最大骨量は女性より男性が高くなります。

性成熟の間は、ダイエットや人によっては妊娠・出産などで一時的に骨密度が下がることはあってもおしなべて見ると一定となります。性成熟期を過ぎると男女差が激しくなります。女性は「閉経」を迎えエストロゲンが急激に減ると同時に、骨密度も激減します。更年期症状は出ない方もいますが、閉経後の骨量の低下は女性であれば誰もが起こります。それに対して男性は閉経がなく、いくらか症状が似ているので男性更年期も注目されていますが、男性皆が骨密度が急激に低下することはありません。低下も緩やかです。閉経後8年ほど過ぎる頃から、女性も骨量の低下が男性のように緩やかになります。結果として骨粗しょう症は女性に多い病気とされます。

骨粗しょう症の第一次予防としては、男女ともに20歳までに骨貯金をしておくこと。このためには①カルシウムやたんぱく質など栄養をしっかり摂ること②適度な日光浴やサプリメントでビタミンを摂ること③運動をすること。重力で骨に適度なストレスを与えることが必要なので、運動といっても水泳のように浮力で軽くなってしまう運動は適していません。
また「痩せ」は大問題となります。日本女性の痩せの多さは深刻です。小学校や中学校などに性（生）教育のお話をするときも、必ず痩せの弊害についてお話します（早く老けること、妊娠・出産したとき痩せの母親から生まれた子どもは、将来生活習慣病になったり、精神疾患になる確率が高まることが報告されています）。

第二次予防として、女性はいかに閉経周辺期に骨量を減らし過ぎないようにするかが大事です。思春期と同様の対策のほか、可能な方は急激に減る女性ホルモンを補充するＨＲＴ（ホルモン補充療法）もお勧めします。ただ最近は男性の骨粗しょう症の数も増えています。寿命が延びたことだけが原因ではなく、「低栄養」が主因とされています。丼物や麺類、アルコールなど、男性も糖質・炭水化物に偏る食事のせいとされています。かつては、女性は男性の5〜6倍骨粗しょう症になる、といわれてきましたが、数年前から4倍くらいというようになりました。

低栄養の問題は男女・年齢問わず日本人全体に起こっているといえるのです。

紫外線を浴びて皮膚で作られるビタミンD

私は更年期医学を研究しておりましたので、産婦人科医のなかではビタミンDを意識してきたほうだと思いますが、それでも少し地味な立ち位置としての理解でした。骨に大事といっても「カルシウムの吸収をよくして骨粗しょう症を防ぐ」という補助的な役割のため主役ではない、という印象です。しかし、実はとても重要な働きをしている栄養素なのです。例えばカルシウムの吸収を良くして骨粗しょう症を防ぐだけではなく、免疫力を調整する作用もありますし、アレルギーや不妊症などにも深く関わっています。

ビタミンDを多く含む食材というと、キノコ類や干ししいたけなどがよく紹介されますが、実はビタミンDは大半が皮膚で作られていて、食事から摂取する量はわずかです。私たちが外に出て日光（紫外線）を浴びることによって、皮下に存在するコレステロール（7-dehydrocholesterol）からビタミンDが作られるのです。

ところが現代の私たちの暮らしは、美肌やアンチエイジングという名の下に紫外線対策が浸透し、1年中日焼け止めを塗る人も少なくありません。あるいは都心部など夜間でもずっと明かりが灯り、夜中まで活動して昼夜逆転生活になってしまう人もいます。このような生活を送っていたら、ビタミンDはあっという間に枯渇してしまいます。

私の子どもの頃は、日に焼けることはむしろ健康にいいとされ、赤ちゃんは縁側で裸にして日光浴をさせるですとか、若者も日に焼けていたほうが引き締まってみえるし、格好いい、とされていました。ところが１９８５（昭和60）年前後に南極のオゾン層が春季に減少する現象が発表され、これが国際問題となりオゾン層を破壊するフロンガスの規制がモントリオール議定書で２年後の１９８７（昭和62）年に採択されました。日本では１９８８（昭和63）年に「オゾン層保護法」を制定し、フロン類の生産および輸入の規制が行われました。これにより、紫外線の人体への影響として皮膚がんや白内障が増えるといった弊害がクローズアップされ、赤ちゃん用の日焼け止めなども多数発売されましたし、医者も指導しました。ただ、それ以上にシミやシワといった将来の美肌対策・予防が強いように思われます。その後、日本では紫外線を悪いものとして対策がさらに強化されます。１９９８（平成10）年には国の施策として紫外線対策が定められ、母子手帳から「日光浴をしましょう」というページが削除され、「適度な外気浴」に変更されました。ところがそれによって大変なことが起こりました。母子手帳から日光浴の文言を削除した翌年、新聞で「小児科の先生なぜ？　子どものくる病が激増」という記事が出ました。くる病や骨軟化症は、ビタミンDが足りないことによりカルシウムやリンが吸収されにくくなり不足し、弱い骨になってしまう病気です。歩き始めると骨は弱いためひどいO脚になって歩きにくくなることもあります。乳幼児のくる病はその後増え続けています。

私はこの頃、自治体が主催する両親学級の講師を担当していたので、当時の変化を非常によく覚えています。母子手帳に日光浴の文言があるかないかでそれほどまでに大きな変化があるとは思わなかったのですが、実際に文言が削除されて間もなく、小児科の医師たちがくる病の増加について言及するようになったからです。もちろん、子どもだけでなく妊娠する母親がそもそも紫外線対策をしていたり、栄養不足であるわけですから、妊娠中や出産後母乳育児で育つ方は足りないわけです。骨が脆く20歳までの骨貯金が少なければ、女性は閉経後、「骨折→寝たきり→認知症」という嫌なシナリオが待っています。また、ビタミンD不足は動脈硬化を起こしやすいことも分かっており、美肌による外見の老化予防をとるか、動脈硬化や骨折など体内の老化予防をとるか究極の選択ですね、と話します。

これもまさしく、現代の私たちの暮らしが、本来の人間という動物としての自然な暮らしでないことの表れだと感じます。私たちの先祖は夜になれば寝て、朝太陽が昇れば起き出して仕事に精を出していました。この頃は全身で日光を浴びて、ビタミンＤ不足になることなどなかったはずです。家の中は昼間でも暗いことから、老人も縁側などで日光を浴びていたしょう。しかし今や１日中家の中にいても生活することができますし、貴重な外出のタイミングもしっかり紫外線対策をしていて、皮膚が紫外線を充分吸収するチャンスはありません。今の自分たちの生活スタイルを続けている限り、私たちはビタミンＤ不足から逃れることはできないのです。

ほかの栄養素とは一線を画すビタミンＤの働きとは

多くの栄養素が口から食事として摂取されるのと異なり、ビタミンＤは食事として摂るのは１割程度で、そのほとんどの約９割は紫外線を浴びることによって皮膚で生成されます。ですから、どのような災害時であっても、戦時下であっても、日の光を浴びるという人間の基本的な生活をしていれば、ビタミンＤは体内で勝手に産生され枯渇することは

ビタミンDが不足すると起こる症状

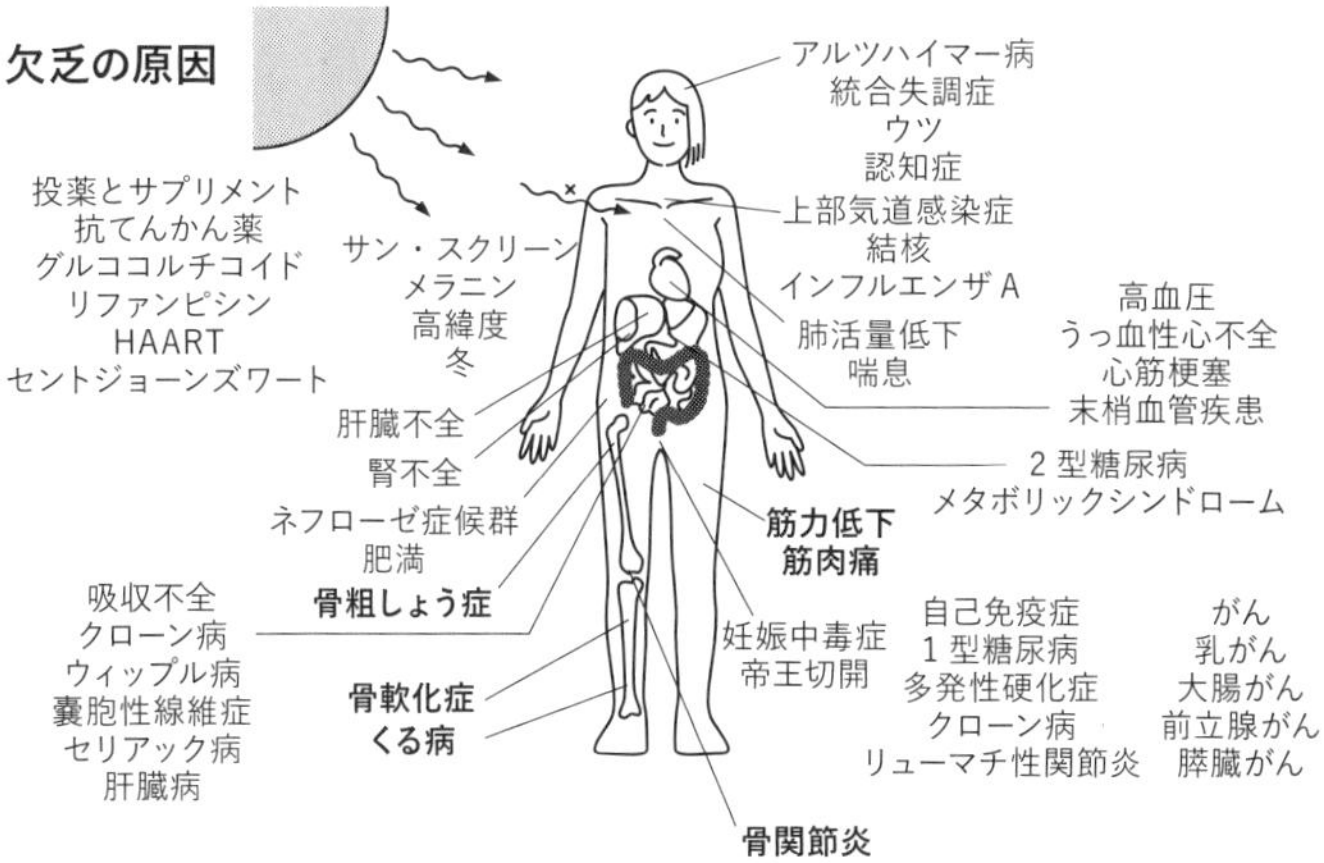

出典：Nature Reviews Endocrinology 7.73075(February.2011)

まずなかったのです。最近、近くの山肌にも太陽光発電用のパネルが設置されているのを見かけますが、まさにビタミンD産生装置を我々の体は備えているのに、みすみすそこに覆いをしているようなものなのです。

アメリカのトランプ元大統領が新型コロナウイルス感染症に感染したとき、抗体カクテル療法などに加えて亜鉛やビタミンDなどを服用していることが医師から発表されました。実際にビタミンDは免疫系をはじめとする、実にさまざまな働きをすることが分かっている重要な栄養素なのです。

ビタミンDが深く関わっているのは

免疫系やがん、糖尿病、動脈硬化、骨粗しょう症などの病気に加え、婦人科系であれば不妊症にも深く関係しているといわれています。あるいは花粉症をはじめとしたアレルギーにも関わっているほか、うつや自閉症などの精神疾患との関連も指摘されています。ビタミンＤ不足で起こる疾患は現代でも増えており、悩ましいものばかりです。

これほどまでに重要なビタミンであるにもかかわらず、これまではどちらかといえば地味な存在で、医療において注目されることはありませんでした。例えば、骨粗しょう症にしても、主役はあくまでカルシウムで、ビタミンＤは「腸管からのカルシウムの吸収を促進する」という補助的な存在としての立ち位置でした。最近まで採血時のビタミンＤ測定は自費でしたし、保険薬でビタミンＤ剤を処方していたとしても、ビタミンＤの値はほとんど測定されることがありませんでした。

ビタミンＤ濃度が高いほど感染症のリスクも下がる

２０２３（令和５）年６月６日、慈恵会医科大学のチームが２０１９（平成31）年４月から２０２０（令和２）年３月までの１年間で都内で健康診断を受けた男女５５１８人を対象に調べたところ、実に98％がビタミンDの必要量を下回っており、年齢が低いほど不足している傾向にあったというニュースが報道されました。実際にコロナ前に私のクリニックでも、患者約700人を対象にビタミンD濃度を測定したことがありました。

健康を維持するにはビタミンDが20μg程度は必要とされていますが、そのときの平均値は、16・7μgしかなかったのです。

これまでは、ビタミンDは年齢を重ねるごとに減っていくといわれていましたが、私の外来の患者さんでも10代から80代まで測定したうち、年代による明らかな違いはありませんでした。これまでは高齢になるほどビタミンDは減少するとされていましたが、現代は若者も高齢の方と同じくビタミンDが少なくなっているということです。さらに驚くことには、10ng／ml未満というほとんどビタミンDがない超欠乏状態の割合は10代がだんとつに多かったのです。若者のビタミンD欠乏の深刻さを表していました。

また興味深いのは、夏はビタミンDの値が高く冬場は低いという結果が統計的にも確認できました。今や女性の多くが紫外線対策をしていると思いますが、それでもやはり夏場のほうにビタミンDが多いことは間違いないようです。そう考えると、冬場に感染症が流行するのは空気の乾燥や寒さとともにビタミンDの低下も影響していると考えられます。

日本での研究でビタミンＤの摂取をしたところ学童の季節性インフルエンザの発症率が大きく減少したという報告があります。コロナ禍でもヨーロッパにおいてビタミンＤの血中濃度が高い国は医療崩壊が起きにくかったという話も聞きました。私の患者さんでもビタミンＤの血中濃度が50ng／mlと比較的高い方で、家族がコロナに感染しても本人は感染しなかったというケースが複数ありました。

ビタミンＤの血中濃度は30ng／ml必要と日本内分泌学会でも指針が示されており、20ng／ml未満は欠乏状態とされますが、妊娠を希望する場合は、できれば50ng／ml以上を維持してほしいです。ビタミンＤは卵子や精子の形成着床、妊娠経過への影響など生殖機能と深く関係しています。卵巣機能の予備能を表すAMH（抗ミュラー管ホルモン）が低値なほど、ビタミンＤが不足している傾向があることやビタミンＤが低値なほど精液所見が悪いことも分かっています。ビタミンＤが豊富な女性は、不足または欠乏している女性と比べて、出産する確率が1・34倍、妊娠する確率が1・46倍と高いことも報告されています。

私のクリニックは不妊症専門のクリニックではありませんが、体外受精を何度行っても妊娠に至らなかったり、第二子までは妊娠出来たのに、第三子を立て続けに３回流産した原因不明の習慣性流産の方が、ビタミンＤの値を改善することで早期に妊娠して無事に出産できたケースがあります。こうしたことは決して珍しくはありません。

ビタミンＤについては栄養素というよりも、むしろホルモンととらえたほうがいいという考え方がありますが、ホルモンと同様に、生きるうえで欠乏することが想定されていないものなのだと強く認識するようになりました。日本は世界有数の不妊大国ですが、若者のビタミンＤ不足の影響も関係あるのではないでしょうか。

エストロゲンは頭のてっぺんからつま先まで、女性の全身を守る働きをしているとよく更年期障害の講演会などでお話しますが、ビタミンＤも同じです。ビタミンＤは、実に多岐にわたって人間の体を守る働きをしてくれているのです。そう考えると、人生１００年時代においてエストロゲンの守りを失ってから数十年生きなければならない女性にとって、ビタミンＤはとても頼もしい味方ととらえることができます。

ストレスがかかると消費されるビタミンB群

現代人に不足しがちなビタミンB群もとても大切な栄養素です。ビタミンB群に属する栄養素としては、ビタミンB_1、ビタミンB_2、ビタミンB_6、ナイアシン、パントテン酸、ビオチン、ビタミンB_{12}、葉酸などがあり、これらは単体では効果を発揮しにくく、互いに助け合いながら働きます。

ビタミンB群の働きは、主にエネルギーを作り出すことです。私たちが食べた物は、体内でさまざまな過程を経てエネルギーになります。このエネルギーを作り出す過程では、たんぱく質や鉄、各種の酵素、ビタミンC、そしてビタミンB群が重要な働きをしているのです。

エネルギー代謝に関わるだけではなく、ビタミンB群は脳の働きや神経の働き、アルコールの代謝など非常に多様な働きをしています。糖をエネルギーに換えるためにも必要なので、糖質をたくさん摂取する人はビタミンB群が不足しがちになりますし、同様にアルコールをよく飲む人もビタミンB群を消費してしまいます。

また神経に関わっていてストレスがかかると消費されるので、ストレスの強い生活を送っている人も多くのビタミンBを消費しています。ストレスを感じたときにアルコールを飲んで紛らす人は多いと思いますが、その場合、アルコールの代謝とストレスそのものによる消費でビタミンB群がどんどん枯渇していってしまいます。アルコールを飲んでいる最中は刹那的にストレスが解消されたように感じるかもしれませんが、実際にはどんどんビタミンB群を消費しているため、そうした生活習慣を送っている限り永遠にビタミンB群がない状態になってしまうのです。

最近気になるのは、高齢者のビタミンB不足です。ビタミンB_1（チアミン）の欠乏によって意識障害や失調性歩行、眼球運動障害などが起こるウェルニッケ脳症という脳の病気があります。時代劇で将軍様が脚気心で若くして亡くなるなどがありますが、まさに白米ばかり食べていた将軍ならではの病気です。むしろ庶民と同じ様に玄米など雑穀を食べていたほうが健康だったわけです。このようにこの病気はアルコール依存症や糖質や炭水化物などに偏る食事によって起こります。ひどくなると昏睡状態から死に至ることもあります。ビタミンB_1を点滴などで大量投与することで治癒します。しかし、亡くならないまでも治療が遅れることで、コルサコフ症候群という記銘力（記憶力）の低下や失見当識、作話などの症状を特徴とする病気が発症する可能性もあります。糖尿病と認知症は統計的にも関連していることが分かっていますが、動脈硬化などによる血管性の認知症のほか、ビタミンB_1不足による認知症は思っているよりも多いと思います。なぜなら、何度もお伝えしているように、現代日本では糖質や炭水化物を摂り過ぎているからです。家族の方も、自分でも脳の働きに不安があるときはぜひビタミンＢ群を意識した食事をお勧めします。ビタミンＢ群というと、B_1では豚肉やうなぎが、B_6は牛肉やマグロなどが代表的です。

ＨＳＰにビタミンＢ群不足が関係している可能性も

最近は非常に繊細で傷つきやすい人を「繊細さん」と呼ぶことが増えています。医学的にはＨＳＰ（Highly Sensitive Person）といいます。このようなＨＳＰにもいろいろなタイプがあるかと思いますが、私は一つにはビタミンＢ群不足が非常に強く関係していると考えています。

ビタミンＢ群が不足すると音に敏感になるほか、脳の疲れが取れにくくなって寝ても疲れが取れないなどの症状を感じることがあります。物事に敏感になり、それによって自分が疲弊したり傷ついたりするＨＳＰの人は、まさしくビタミンＢ群不足の症状と重なるところが多いのです。

自分自身がＨＳＰの傾向があるという自覚がある人は、その症状がビタミンＢ群不足から来るものかもしれないということを頭に置きつつ、同時に、繊細であることは長所だと思って発想の転換をするなど、意識して対策をしてみることで、楽になれる可能性があります。

事実、私が知る限りにおいていわゆるＨＳＰの人たちは、とても優しく気遣いのできる人が多いと感じています。自分は非常に多くのことに気づくけれども、世の中には本当に悪意なく、まったく細かいことに気づかない人もいるのだということを理解することが大切です。

例えばクリニックの待合室に、ゴミが落ちていたとします。ＨＳＰの人はクリニックに入ってきたときからそのゴミが目について、拾おうか拾うまいかと考えこんでしまいます。こうした方は幼い頃から「気が利く子」「育てやすかった」と言われてきた方が多いです。

こうしたことは会社や学校、趣味の集まりなど日常生活のどこでも起こり得ることです。

そのたびにＨＳＰの人は、気づき過ぎる自分と気にかけもしない周囲とのギャップに悩んでしまいます。しかしそこは、自分は気遣いができる人間であるという長所なのだととらえると同時に、ビタミンＢ群不足から過敏な反応を取っている可能性についても知ってほしいと思います。

ビタミンＢ群は脳の機能に直結する栄養素なので、周囲への気遣いや責任感など、頭を使うほど消費する栄養素でもあります。そのため不足する人は、ほかの人よりも何倍も頭を使っていると考えることもできます。例えば学校の先生や看護師など、責任が大きな仕事をしている人でビタミンＢ群不足に陥っている人は少なくないと思います。

学校の先生にしても看護師などにしても、仕事ができて周囲からの期待が大きい人ほど、燃え尽きてしまって早期退職をしてしまうことがあるのです。そのような人こそ、燃料となるビタミンＢ群をしっかり摂取することが重要です。人間の体は非常に精巧にできていますが、燃料不足では本来の力を発揮することはできません。むしろ、気の利く、先を読める、頭の回転が速い方ともいえます。ポテンシャルは高いわけです。栄養さえあれば、材料さえあればサクサクと人の何倍も仕事ができる方なのです。でも自分で先が読める分、材料不足でできない自分を卑下してしまいがちです。仕事や人間関係でつまずいてしまうのは、能力不足ではなくて栄養不足なのかもしれないと考えれば、具体的な改善策はいくつも見つけられると思います。

気象病・天気痛も主な原因はたんぱく質不足⁉

気象病は、急激な気圧や気温の変化によって起こるさまざまな症状の総称です。昔から、季節の変わり目に体調を崩したり、昔受けた手術の痕がうずいたり、リウマチや喘息が悪化したりするということはよくいわれていました。最近は異常気象のせいか、雨の日は職場に行けないとか自分の頭痛で天気予報を見なくても雨の日が分かるという人、首凝り肩こりがひど過ぎて学校や職場を早退したという方が増えています。

私は気象病と思われる症状を訴える方が多い日をカレンダーにチェックしています。ここ数年は新型コロナの流行で、今までにない体調不良が起こるとコロナにかかってしまったのでは、と思いこわごわと受診する方が少なくありませんでした。特に２０２２年はお正月明けから北海道～関東にかけて狭い等圧線が幾重にも記される天気図で、梅雨や秋の台風シーズンのように気象病を訴える方がとても多かったです。

東洋医学では、気象病は「水毒」の症状として理解されています。いらない水が気圧・

気温の影響を受けて症状を表すと考えています。オーソモレキュラーでは、さらに「水毒」がなぜ起こるか、を解き明かします。一つの理由として「たんぱく質不足」があります。低たんぱく血症の場合、膠質浸透圧の影響で血管外に血漿成分が移行してしまいます。これにより皮下にだぶついた水が溜まってしまいます。いわゆる「浮腫」というと心臓や腎臓の機能が重篤に下がり、ひざ下などを親指で押すと粘土を押したかのように指のあとがなかなか消えないというようなもの、とされますが、ここでいうむくみは、うっすら全身のむくみで、水のダウンジャケットを体中にまとっている感じです。血漿成分は海水と同じなどといわれますが、まさに低気圧のときの海水のような状態になってしまいます。

　妊婦は羊水が「水」ですから、低気圧のときは切迫症状の悪化で流産・早産が多くなりその地域の産科病棟は満床になります。たんぱく質不足は摂取不足が原因といっても、摂取不足だけでなく、心配ごとがあって家にこもりがちで運動不足になったり、忙しくてお風呂もシャワーだけですますなど汗をかかない生活が原因となる場合もあります。

　また、多くの女性が緊張したまま、一日の嫌なことを思い出したりしながら寝たりして、眠りが浅くなったりします。副交感神経優位のいい眠りではなく、緊張した交感神経優位の眠りになっていることが多いです。寝る前の子どもの手を触るとポカポカと温かいと思いますが、本来は副交感神経優位になると血管が拡張してこのような状態となります。そうすると汗をかいて、朝はすっきり起きることができるのです。しかし、緊張したまま休むと体はかたまったまま血管も収縮したままなので出すべき汗が体に溜まったままとなります。まるで、昨日の自分の疲労を亡霊のように背負ったまま「あー疲れた（憑かれた!?）」といって起きているのです。東洋医学では「腎虚」といって、加齢やストレスなどで腎（腎臓だけでなく、泌尿・生殖器系すべて）機能が低下するとされます。さらにストレス時は糖質や炭水化物に偏りがちになりますから、結果としてたんぱく質不足となることもあり得ます。

漢方医学と栄養医学はいい相性

女性の不定愁訴を「未病」として長い間、見逃さずに寄り添って癒してきたのはなんといっても漢方でしょう。今なお、女性医療では欠かせない医薬品です。

漢方は、人の体を「気（き）・血（けつ）・水（すい）」の3要素で構成されていると考えます。「気」は目には見えないが人の体を支えるすべての原動力のようなもの、「血」は全身の組織や器官に栄養を与えるもの、「水」は飲食物中の水分からできた、体をうるおすもののことです。この3つは、お互いに影響しあっています。患者さんの症状を大きく、「気・血・水」の3つのどの異常によって生じているか、体質（証）は何か（「実証：壮健な人」タイプなのか「虚証：虚弱な人」タイプなのか）、急性期の症状か慢性になっている症状なのかを問診や視診（望診：舌診含む）、触診（切診含む）、聞診（聴覚・嗅覚からの情報）といった診察により判断します。「同病異治」といって、人により症状のあらわれ方も原因も異なるため、同じ病気（訴え）であっても治療法は異なります。例えば、「胃の不快感」という訴えであっても、水の異常である水毒によって起こっている場合は利水作用のある五苓散のような漢方を、より血の異常が原因と考えられる場合は人参栄養湯などを、気の異常が主な要因で起こっていると判断すると柴胡桂枝湯などといったように処方される漢方薬は異なります。漢方製剤は、多くの生薬が組み合わさって出来ているので、先の人参栄養湯も血の異常だけでなく気の異常にも用いますし、柴胡桂枝湯も気の異常だけでなく血の異常にも用います。その方の状態をよく観察して、まさにオーダーメイドの薬が処方されます。

漢方は栄養かというとそれは違います。いくら材料に、ナツメやシナモン（桂枝）、ニンジン（人参）、ボレイ（牡蛎）など食品となっているものが入っているとはいっても栄養素としてはごくわずかです。ただ、少量ながらおのおの絶妙な組み合わせにより、材料（栄養）としてというより本来の細胞の働きを促進することで治療に向かうものと考えます。やはり漢方治療にも栄養は大前提として必要です。

ただし、いきなり栄養を摂れといっても、あまりに落ち込んでいたり、むくんでだるかったり、胃が痛かったりしたら、食事を摂るどころではありません。まず、患者さんが苦痛に感じている症状を取ってから初めて栄養を摂ることが可能となります。漢方薬と栄養療法の組み合わせは、体に無理なく相乗効果で思った以上の効果が出ると考えられます。

コロナにかかったあとの身体からは、栄養素がごっそり失われている

２０１９（令和元）年末から世界中で大流行している新型コロナウイルス感染症（COVID-19）。まだ解明されていないことがたくさんありますが、栄養の観点からはいくつか注意を払うべき点がみえてきました。コロナに感染しても、よほど重症でなければ基

本的には解熱鎮痛薬を中心に、去痰剤や鎮咳薬といったいわゆる風邪薬が症状にあわせて処方されるくらいです。つまり、「各人の免疫（力）で対峙せよ」ということです。では「免疫（力）」とはなんでしょうか。

免疫力とは、我々の身体の防御機能で、免疫機能の中心は白血球です。

白血球は、骨髄の造血幹細胞から出来ます。白血球のなかでもその6割を占める好中球は、細菌やウイルスを貪食して（食べて）くれる大事な働きをします。この好中球の作用を強めるのがビタミンCです。また免疫賦活化といって免疫を活発にするのに必要な栄養が亜鉛とビタミンDです。さらには免疫に重要な腸管腸内環境を整えるために必要な栄養が、アミノ酸の一種であるグルタミンや鉄結合性糖タン白質であるラクトフェリンなどが重要となります。

これらウイルスなどの敵に攻撃する前に、体内に侵入しないように防御することも大事な働きです。これを担うのが気道や消化管などの「粘膜」です。粘膜強化のための栄養素として①たんぱく質：体のすべての細胞の主原料（感染防御のすべての段階で必要）②粘液の分泌：ムチン（ムチン：糖とたんぱく質が結合した多糖類の1種ムチンが粘膜を保護することでさまざまな疾病予防に）③IgA抗体分泌：ビタミンA、グルタミン、亜鉛、ビタミンＤなどがあります。

　また感染して免疫が働いてウイルスなどの病原体を排除するときに体内では「炎症」が起こります。この炎症を速やかに終息するために必要な栄養は、青魚などに多く含まれるＥＰＡ・ＤＨＡがあります。

　コロナに感染したあとの患者さんの採血検査をすると、それまでの値とまったく異なる値でした。症状がごく軽かったという方であっても、鉄や亜鉛、たんぱく質といった栄養が大幅に低下して血糖値が上がっているのです。

　新型コロナというこれまで人類が経験したことのないウイルスと戦うにあたり、体はどのような武器を用いたらよいか分からず、手あたり次第に体内にある栄養素を総動員して使い果たしてしまった結果だと考えられます。これは、感染したときだけでなく、ワクチン接種でも同様に考えられるのではないでしょうか。ワクチンはいわば感染の「疑似体験」です。「こんな敵がくるから、対抗するための武器を作っておいてね」ということです。ワクチン接種でもひどい症状が出る方がいますが、表面上は元気でも、体内ではぎりぎりの材料でなんとか生活出来ていた状態であったと考えると、その脆弱だった部位の症状が出ているとは考えられないでしょうか。ワクチンを接種した女性において、世界的にも月経が不順になった方が多数いらっしゃいました。これも同様に考えると理解出来ます。卵巣は子どもを生むための臓器ですから、「未知の敵に対する武器を作らなければならない」、という状況下では妊娠などしていられない、と判断したとすると卵巣の働きは一時的に乱れることは容易に想像がつきます。

月経不順はその方にとってストレスと感じることで、容易に起こります。中学生であれば、中間試験や期末試験などでも月経が止まらないなどの症状も起こりますし、社会人であれば仕事が多忙であったりすることで無月経になってしまったりと、卵巣機能はその方の心身の状況を表す指標にもなります。

コロナに感染後の後遺症も栄養の枯渇による症状ととらえると、①その方の脆弱だった症状が顕在化する②免疫で使われた栄養素の枯渇症状が表れる③炎症を抑える栄養の不足があり「治りきらない」状態となることが考えられます。症状があることで、買い物など外出も出来ないだけでなく、咽頭痛や味覚嗅覚障害などで食事も摂れなくなります。せいぜい食べても、喉ごしのいい、ゼリーやおかゆくらいと糖質ばかりに偏りがちとなり、ますます栄養不足になって治りが悪くなります。特に代表的な味覚・嗅覚障害、脱毛などは、免疫力のために消費される亜鉛が欠乏したときの症状と一致します。また仕事復帰を困難にするブレイン・フォグといわれる、集中力の低下や疲労感、意欲低下などの症状は、まさにうつの症状と重なります。うつはたんぱく質、鉄、ビタミンB群といった栄養素が不可欠です。糖質に偏る食事で、ますます感情の起伏が激しくなったり、落ち込みがひどくなったりします。

後遺症外来は多数ありベースに栄養の欠乏があるものとして治療がなされていると思いますがまだ不十分であるようです。これは診断基準だけでみてしまうことの弊害です。その方の元来の値はどうなのかを知らないと、いくら基準値に入っていたとしても欠乏症状が出てしまいます。その方にとっても最適な量（＝至適量）がなければ症状となるのです。健康診断などの結果は過去3年くらいが並んで出ていますね。基準値に入っているか否かだけではなく、「自分にとっての正常値」はどのくらいかを知っていることは大事です。

コロナに感染した方はたとえ軽症であっても、身体からは栄養素がごっそり失われています。まるで災害用に備蓄していた食料が尽きたように。食べられるようになったら、ぜひお肉やお魚などを意識して食べてください。

おそらくコロナというこれまで人類が経験したことのないウイルスと戦うために、体がどんな武器で戦えばいいかわからずにともかく体中にあるありったけの栄養素を総動員して使い果たしてしまった結果であると考えられます。そう考えると、コロナ後遺症などと呼ばれる症状にも一定の説明がつくように感じます。コロナ後遺症の症状としては、疲労感や倦怠感、関節痛、筋肉痛、咳、動悸・息切れ、脱毛、記憶障害、集中力の低下、頭痛、抑うつ、嗅覚障害、味覚障害、下痢、腹痛、睡眠障害などさまざまな症状が知られています。

コロナ感染により、隔離された生活で肉や魚などの食材が手に入らなかったり、熱や咽頭痛などで、そもそも食事が摂れなかったりで、たんぱく質や鉄、ビタミンB群などの栄養も総じて足りなくなったことでしょう。発熱による汗でも鉄や亜鉛などのミネラルは喪失します。症状はまさしく鉄不足あるいは亜鉛不足、ビタミンB群不足などの症状と重なっています。鉄欠乏によって疲労感や倦怠感、集中力の低下、頭痛、抑うつ、下痢、腹痛などはよく起こる症状ですし、脱毛や嗅覚異常、味覚異常などは亜鉛不足の代表的な症状です。ほかにもビタミンB群は疲労回復や記憶力、集中力に欠かせない栄養素ですから、不足することで疲労感や集中力の低下が現れるのは当然です。またコロナ後遺症ではブレインフォグという、頭の中にもやがかかったような症状を訴える患者もいますが、これも鉄不足やビタミンB不足で起こるうつ症状ととらえることができます。

第4章

糖、鉄、たんぱく質……
必要な栄養素を適切に
摂取する方法

つらいときには、食事、入浴、ほめ言葉

つらいときは、心も体も糖質や炭水化物を好みます。過食であれ拒食であれ、摂取するものは同じです。本当につらさのどん底のときは思い切り食べてください。そのあと少し落ち着くときがあったら、出来合いのものでも構わないので、お肉やお魚の入ったお弁当をよく噛んで（最低10回！　本当は30回だけど）食べてみてください。物足りなかったら、温かいスープを飲んで、「あーおいしかった」と言葉に出して言ってください。

お腹が満ちたら、お風呂に入ってリラックスしましょう。あら塩を入れたり（温まりますし、邪気ばらいにも）にがりを入れたり（マグネシウムの効果ですべすべに）、もちろん香りのいい入浴剤でもＯＫです。

お風呂から上がったら、歯を丁寧に磨いて、「今日もよくがんばった！　偉い私！」と自分をほめる言葉を声に出して言います。そしてベッドや布団に横になって、ぐーん、と伸びをして休んでください。

そうして心と体をいたわってあげることで、翌日もがんばろうという元気がよみがえっ

てくると思います。もちろんすぐにつらさが解消するような即効性はないと思いますが、これを毎日積み重ねていくことで、少しずつ少しずつ、つらさが和らいでいくと思います。

必要な栄養素とその適切な食べ方

体にとって必要な栄養素とそれを含む食品は、本やメディアなどの情報でみんなよく知っていると思います。ところがその効果的な食べ方については意外と知らなかったり、間違った知識を鵜呑みにしたりしていることがあります。

○主食は炭水化物（ごはん、パン、麺）から　たんぱく質（肉、魚、卵、豆製品）に！

日本人は昔から炭水化物（ごはん）中心の食事を続けてきました。最近はだいぶ改善されてきましたが、それでもやはり日頃から意識的にたんぱく質をより多く摂取するように心がけることが大切です。

例えばお弁当であれば、今までのごはんとおかずの比率を変えてみるだけでも効果的です。今までごはんが６割、おかずが４割だったとすれば、それを逆にしてみてください。

イメージするお弁当

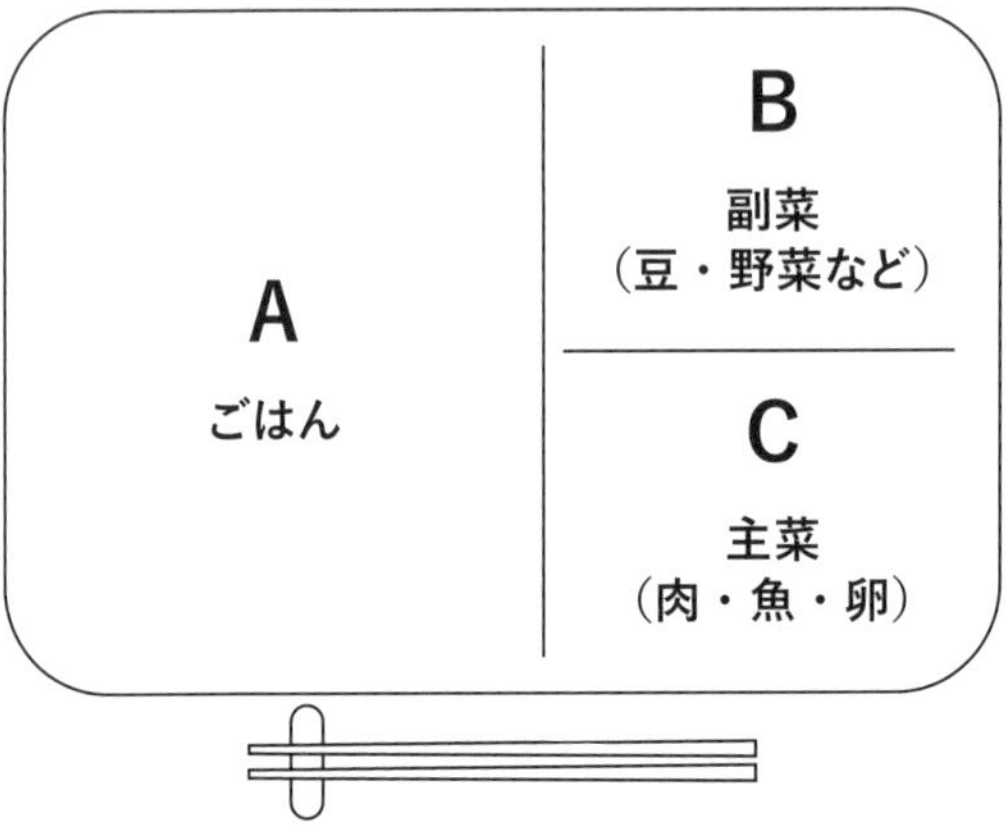

ただし、スポーツなど体をよく動かす方は炭水化物を減らさないことが大切です。炭水化物は体を動かすエネルギー源ですから、スポーツや仕事で体を動かす必要のある人は、ごはんの量はそのままに、たんぱく質をより多く摂るように心がけてください。

○炭水化物の重ね食べ（ラーメン＋ライス、ごはんのおかずに焼きそば、お好み焼きとごはんなど）はだめだけど、たんぱく質の重ね食べはぜひとも！

ラーメン＋ライス、ラーメン＋チャーハンというのは町の中華屋さんの定番ですし、よく食べられている組み合わせです。また関西エリアではお好み焼きをおかずにごはんを食べるのもごく普通のことです。

しかしこうした炭水化物の重ね食べは要注意です。炭水化物を必要以上に摂取することになり、エネルギーとして使い切らない分が体に蓄えられて肥満の原因になったりもします。逆にたんぱく質の重ね食べであれば大歓迎です。チキンとポーク、ビーフ、または魚など、ダブル主菜でたんぱく質の摂取が増えることが大切です。

○食事に必ずたんぱく質（肉、魚、卵、豆製品）が入っているように！

毎回の食事に必ずたんぱく質を含む食品を組み込むことを意識しましょう。最初は一品でも構いません。慣れてきたら少しずつ増やすようにして、できるだけ多く食べるようにしましょう。朝食にはコーヒーとパンだけという人もいますが、それはダメです。きちんとたんぱく質をとるようにしてください。

○魚といっても、鰹節でも缶詰でもOK。少しずつでも意識して

たんぱく質を含む食品のなかでも、肉類と違って魚となると敬遠する人も多いと思います。確かに調理が面倒だったり骨を取らなければならなかったりと、手間のかかることも

ありますが、刺身であったりスーパーで切り身を買って調理することで手軽な食材にもなりえます。また加工品の鰹節や缶詰でもまったく問題ありませんので、少しずつでも意識して食べるようにしましょう。

○ざっくり、肉・魚・豆　と思って、その中で同じ種類にならないようにしましょう

たんぱく質を含む主な食品は、肉・魚・豆ですが、同じ食材ばかりだとそれ以外に含まれる栄養素が偏ってしまい、過剰になって体にとって逆に悪影響をもたらすこともあります。

牛肉は鉄や亜鉛、豚肉はビタミンBも多く含みます。鶏肉でもたんぱく質はもちろんとれます。ところが同じ食材ばかりにすると、体が敵とみなしてアレルギー反応が出ることがあるのです。またその食材に有害物質、例えば食物連鎖の過程でマグロなど大型の魚に含まれる重金属などが入っていた場合には、量が多かったり長期的に食べ続けたりすることで体内に蓄積され、体に深刻なダメージを与える可能性もあるので注意が必要です。

○吸収しやすいのは動物性のたんぱく質

食材は植物性のものより動物性のほうが、より吸収しやすいです。植物性のものは量を増やしましょう。ほうれん草に鰹節などは、おいしいだけでなく、鰹節の動物性たんぱくがほうれん草の鉄分をより吸収しやすくするのでお勧めです。ただし、量を多く食べるように意識しましょう。

○積極的にお肉を食べるように心がけて

日本ではなぜかたんぱく質というと、魚は勧めても肉は医者もあまり勧めないことがあります。本当は栄養豊富で吸収のいい形で摂れますし、実際に長寿の老人は毎日肉を食べていたり、肉を食べる機会が多かったりすることが分かっています。

配合飼料ではなく牛の本来の主食である牧草を食べて育った牛の脂は、魚と同じようにω3系の比率が高く健康的です。おいしさだけを追求して人間の手で生き物を生活習慣病のように不健康にして作り出している霜降り肉やフォアグラなどと比べると、味も体に与えるよい影響も格段に優れています。

また人間の都合で害獣とされ、駆除されてしまうイノシシやシカ、さらに野鳥なども使ったジビエなども、最近は注目されています。良質なイノシシの脂や、赤身中心のシカ肉などの評価も高く、噛み応えだけでなく栄養的にも優れていることが分かっています。

○間食はお菓子ではなく、補食としてナッツ豆や小魚、卵、チーズなどを

たんぱく質は体重１kgあたり１～２g必要です。成長期、妊娠中や授乳中、病中・病後であればその２倍となる、体重１kgあたり２～３gが必要となります。体重50kgの人なら、生卵８個／日分または牛肉ステーキ６００g／日にもなります。たんぱく質を十分量摂るのは今までどおりの日本人の食事では難しいです。ですから食事以外に、間食をうまく活用してより多く摂ることが大切です。

逆に間食の習慣が悪影響をもたらすこともあり、その習慣を改めることで健康になっていくことも多いです。毎日仕事の帰りにチョコレートを食べていた人がその習慣を止めたところ、４カ月後には３kg痩せました。毎日の習慣は良くも悪くも正直に身体に表れます。間食も何を食べるかをしっかりと考えて、賢く利用していきましょう。

○食べる順番　食物繊維→たんぱく質→炭水化物　（ベジファーストとも）

これは血糖値を急激に上げないための食べ方です。最初に食物繊維が豊富な野菜類を食

べ、その次にたんぱく質を含む肉類、最後に炭水化物という順番です。これにより血糖値の急激な上昇を防ぎ、また先にお腹を満たして満腹感を得ることで、最後の炭水化物の食べ過ぎを抑える効果もあります。

伝統的な懐石料理でも、途中においしいおかずが出てきたところでごはんが欲しくなります。しかしそこではまだ出てこなくて最後にほんの少しごはんや麺類が供されて食事が終わります。洋食でも最後に糖類を含むデザートが出されます。昔の人たちは、経験上、おいしく健康的な食べ方を知っていたのですね。

よく噛むことで栄養素の吸収が上がる

食事のときに大切なのはよく噛んで食べることです。噛みましょう！　よく噛むことで唾液も多く分泌され、胃に送られてからの消化・吸収も良くなります。よくお腹いっぱい食べて「胃薬が欲しい」という人がいますが、その多くがよく噛まずに飲み込んでしまう早食いの人たちです。またよく噛まずに飲み込むと必要以上の量を食べ過ぎてしまうため、肥満の一因にもなります。

ひ　肥満を防ぐ
み　味覚の発達
こ　言葉の発音がはっきり
の　脳の発達
は　歯の病気を防ぐ
が　がんを防ぐ
いー　胃腸の働きを促進する
ぜ　全身の体力向上と全力投球

出典：（財）8020推進財団WEBサイト「噛む8大効用」

そんな状態で、もしも胃が言葉を話せたとしたら、「何よ！　口は『入口』の仕事しかしてないじゃない！　消化の仕事もしてよ！　私も限界！」というように、口に怒ると思います。もっとも、噛まずに飲み込むのは人の考えなので、口にとってみれば胃に怒られるのは心外かもしれません。

昔は食べられるものも固いものが多く、それだけ多く噛まないとちゃんと飲み込むこともできませんでした。邪馬台国の女王・卑弥呼が生きた弥生時代は、1回の食事で約3990回も噛んでいて、現代人の約620回の6倍以上だったと言われています。

最近になってようやく噛むことの大切さが見直されるようになってきました。1989（平成元）年には厚生省（現在の厚生労働省）と日本歯科医師会が噛むことの大切さを呼びかけるために、噛むことの効用を含めた「ひみこの歯がいーぜ」という標語を作っています。

フワフワして、口に入れると溶けてしまうものはおいしいですし、忙しくて飲むように食べることもあるかもしれません。でも、歯がなくなると噛みたくても噛めなくなります。同じく８０２０（ハチ・マル・ニイ・マル）運動というものも提唱されています。これは「80歳になっても20本以上自分の歯を保とう」というものです。歯が丈夫なうちに、今食べられる固いもの、歯ごたえのあるもの、噛めるものを食べましょう。フワフワ食材は、歯がなくなってからのお楽しみにとっておきましょう。

血糖値の上昇には要注意

血糖値が上がるのは炭水化物だけでなく、野菜や果物を食べた場合でも同じです。よく「朝の果物は金」といいますし、健康番組でも果物は毎日摂りましょう、と言っています。でもちょっと待ってください、その糖大丈夫ですか？

日本の果物は世界一おいしいです。しかしおいしいということは、糖度が高いということです。その分、体を動かして使い切るなら何にも問題ありません。でも使い切れなければ、体の中に蓄えられ、それが習慣化・長期化すると糖尿病などの生活習慣病の原因となってしまうのです。

果物やトマトなどの野菜も糖度が高くなければ売り物になりません。100%野菜ジュースや砂糖を入れていない100%ジュースは体にいい気がしますが、そのジュースを絞るのにどれだけの量の野菜や果物が入っているでしょう。それだけの野菜や果物を食べたら血糖値が上がりませんか?

「ビタミンCが摂れるからたくさん食べていいんじゃないですか?」という人がいますが、もれなく糖もついてくるのを忘れてはいけません。特にジュースだと噛みませんから、急激に血糖が上がり、糖の調節異常を起こしやすいです。

実際に「トマトに入っているリコピンは体にいい」とテレビで観て、夏の間、毎日5個トマトを食べた人が、9月に検査してみたらびっくりするほど血糖値が上がっていました。トマトに限らずほかの果物でも同じです。体に必要な分だけ、ありがたく、上品にいただくようにしましょう。

テレビの情報を鵜呑みにしないで！

情報過多の現代では、テレビでもインターネットでも健康に関する情報が溢れています。しかしそれらの情報を決して鵜呑みにしてはいけません。もちろん正しい情報もありますが、その一方で、真実かどうか分からない不確かな情報もまた多いのです。

ある年、やたらと患者さんの血糖値が高くなったことがありました。「何かありましたか？」と尋ねても、「いえ、何も！」と少しむっとした顔で答える方ばかりです。

私のクリニックの患者さんは健康に人一倍気を付けている方が多くいらっしゃいます。そこで質問の仕方を変えて、「何か毎日摂っているものはありますか？」と聞いてみました。するとと誇らしげに「カカオがいいとテレビでやっていたので、高カカオのチョコレートを毎日5枚食べています」とか、「飲む点滴というので甘酒を毎日作って飲んでいます」と、セリフのように答える患者さんが本当に多くいらっしゃいました。

番組を批判するわけではありませんが、そこで扱う情報が正しいものかどうかをきちんと見極めることも大事です。番組のテーマに合わせて、インタビューの内容を編集したり、ソースに合うデータを探し出してきたりして、それが正しいことであると視聴者に提示するのです。もちろん嘘やデマではありませんが、真実の一部分だけをクローズアップしてそれがすべてだと錯覚させることもよくあるのです。

そしてその情報を勘違いして受け取り、信じ込んでしまう人も多くいます。

カカオは確かに体にいいかもしれませんが、その患者さんが食べていたのは、カカオポリフェノール１００％のものではなく、普通の苦み走ったおいしいチョコレートですから、砂糖はしっかり入っています。しかも「１日５枚まで」と小さくテロップで注意していたのを、逆に「５枚は食べないと」と都合よく認識して、どの薬よりもしっかり５枚のチョコレートを食べていたのです。

甘酒を飲み続けていた患者さんも同じように、「酵母が砂糖を食べてくれるので血糖値は上がらない」と番組で言っていたと信じて、大さじ２杯の砂糖を自分で入れて作った甘酒を毎日欠かさず飲んでいたのです。

日本人はテレビを信じやすいと言われていましたが、テレビを見ない若い人たちもまたネットの情報を疑うことなく信じてしまうことが多いです。正しい情報をきちんと見極め、それを間違えないよう正確に認識して、自分の健康に役立てるようにして欲しいと思います。

定期健診で体のチェック、未病が大切

きちんとした食事をとるだけでなく、定期的に体の状態を確認することも大切です。定期的に検査を受け、大きな病気になる前に、早期発見・早期治療を心がけましょう。

今までは体が不調になってから、病院に行って検査をしてきました。そこで初めて病気だと分かり、慌てて治療を始めるということが当たり前でした。しかしこれからは、特に不調でなくても定期健診によって病気の兆候を見つけ、悪化する前に治療を始めることで、回復を早めることにつながります。

この病気になる前の「未病」の状態を見極めるためにも定期健診は欠かせません。体の不調は心に影響しますし、心の痛みがまた体に影響して病気の症状として表れることも多いです。体の不調を知ることで、心の不調に気づくことも多いのです。

これからの時代は、具合が悪くなってからの医療だけではなく、今の生活が心身ともに健康的であるか否かの指標として定期健診を活用し、自分自身で健康を維持していくこと

が大切です。

生き物としての原点を考えてみよう

人の身体はみなそれぞれです。健康情報や医学情報はあくまでも一般的なもので、その人、個人のためのものではありません。ですからまず自分でよいと思うことをやってみて、例えば数値が悪くなったり、不調を感じたりしたら改める、そのやり方で構いません。人の体は正直ですから、間違っていなければいずれ改善します。

そうはいっても何が正しいのか分からなくなるときもあります。そんなときには、そもそも「人間って本来、どういう生き物なのか」を考えてみてください。

・食事は、肉・魚・木の実を食べていた。（年齢問わず！）
・「動物」というだけあって、日々動いていた。
・日光も適度に浴びていた。

これが本来の動物としての人間の姿です。固いものをよく噛んで食べる、しっかりと運動をする、太陽の光を適度に浴びる――この原点に立ち返って実践してみることで、自分がやってみたことが正しいかどうか、答えが出てくるのだと思います。

ただし、日光浴については十分に注意が必要です。アレルギーなど病気がある方はもちろんやめてください。また、シワやシミなど外見の老化も避けたい場合は控えてください。ただし、体内の老化を防ぐためには日光を浴びることで得られるビタミンＤが必要です。日光を浴びられない場合はサプリメントで摂取しましょう。

私たち人間は、もともと糖質をたくさん摂ることを想定して作られていません。ですから糖質を摂り過ぎれば体が不調になるのも当然です。正しい知識を持ち、理性を十分に働かせて食べ過ぎには注意しましょう。ただ無性に食べたくなるときだってあります。それは心身が悲鳴をあげ、助けを求めているときかもしれません。そんなときは心と体が求めるおいしいものを食べて、癒してあげましょう。

糖質や炭水化物は栄養素の一つではありますが、それらを含んだ食べ物もまた、とてもおいしいものです。しかし普段は甘い顔を見せていても、度を越してのべつまくなしに食べていると、あるとき突然牙をむき始めます。それは体の不調であったり、もっとひどい場合には病気という形で襲い掛かってきたりもします。ですから糖質や炭水化物とは賢くつきあっていくことが大切です。

日本には昔から、「ハレとケ」という考え方があります。普段の日である「ケ」に対して、特別な日を「ハレ」と呼び、節句やお祝いの日においしいものを食べる習慣があります。お祝いのときや、がんばった自分への励ましやご褒美として、糖質や炭水化物が含まれたおいしいものを食べることは、心と体にとってとても良いことです。

ただ忘れてはいけないのは、食べたら食べた分だけ、粋に頭も体も動かしましょう！「食べたら動く」を基本に、必要な栄養素を適切に体に取り込んでいくことで、心とからだの健康を守っていくことが大切です。

第5章

栄養療法とカウンセリングで不定愁訴から解放された女性たち

介護の負担から舌に異常を来した女性

50代のある患者さんは、舌に痛みを感じてあちこちの病院を受診し、どうしても原因が分からずに悩んでいました。舌がんを疑ってかかりつけの歯科医院や大学病院の歯科も数カ所受診し、耳鼻咽喉科や消化器内科など考えられるあらゆる診療科を受診しても原因は分かりませんでした。

それぞれの病院で血液検査や画像検査などいくつもの検査を行いましたが、どの検査でも異常は見つかりません。私のクリニックには友人に勧められて受診されました。来院されたときの患者さんは、疲れきった様子で顔色は悪く、「どうせまた分からないだろう」という思いがその表情を硬くさせていました。患者さんがここまで強くはっきりとした不調を訴えているのですから、何か原因はあるだろうと考えました。検査では異常が見つからないとき、その検査の結果を違う視点から見直すことで、身体の中で今何が起こっているかが見えてきます。身体は正直です。頑固なまでの症状の原因は必ずあるはずです。数値が基準値内に入っているか外れているかを個々に見るのではなく、栄養素別に見ていきます。

例えば、たんぱく質が摂取できているのであれば、尿素や窒素、総コレステロールが低すぎるのはおかしいとか、血糖値が高い方は糖を消費するのに使われるビタミンＢ不足や血糖を下げるためのインスリンに欠かせない亜鉛などのミネラルが不足してるはずというように、表面にみえている数字が正しいのか、おかしいのなら、その原因は何なのか考えながら読み解きます。

数値は個人差も大きいですから、経過を見ていて、その方にとっての異常値を見つけることから、患者さん本人にさえ自覚のなかった原因を明らかにすることが出来ます。オーソモレキュラー栄養医学での醍醐味です。そして、患者さんの病態を読み解きながら、その状態にならざるを得なかった生活上の変化、要因を探ります。この患者さんの話を注意深く聞いていくと、やはり表面には現れていない問題を抱えていました。

患者さんは、嫁ぎ先と実家の双方の親たちの介護をたった１人でやっていました。ちょうど舌の痛みが出現する前に義母が大腿部の頚部骨折で入院しました。手術は無事終わりましたが、リハビリ病院へ転院するなどの手配はもちろん、その間の義父の世話がのしかかりました。その後間もなくして実母のがんが分かり、実父も認知機能が低下し始めました。次々と４人もの高齢者の介護負担がその方１人にのしかかったのです。自分自身の時間など数分たりともてないような生活が続きました。夫は仕事で忙しく、子どもたち二人も家を離れていて、頼れる人はいないとＳＯＳを出すことは諦めていました。自分を犠牲にして病院の送迎から日々の生活のサポートなどをすべて１人でこなしていたのです。

　そのような生活を続けるなかで、あるときから自分の体に異変を感じました。その代表的な症状が舌の痛みでした。

　私はまず彼女に、これまで本当によく家族に尽くして十二分にやっているということを伝えました。彼女のような方の多くが、自己肯定感が低く、自分がやっていることを正当に評価していません。みんなもそうだと思い込んでいます。文句ひとつ言わず自分を犠牲に出来ることは尊く、誰にでも出来ることではないはずです。診察ではまずそうした患者さん本人の努力を認め、自分自身がよく頑張っていることを自覚してもらうように私は意識してお話しします。言いたいことを言えずに飲み込んでばかりいると、口やのどに症状が現れることがよくあります。「言葉を飲み込む」という表現がありますがまさにこの状態です。これが続くと、何もないのにのどに物がつまったような気がしたり、舌が痛くなったりしびれるなどの症状が出ることがあります。日本語は丁寧に体の現象を表す言葉がたくさんあり興味深いです。もちろんこうした症状があるときは、まず明らかに見て分かる所見がないか検査することはいうまでもありませんが、それがなくても「気のせい」だけではないのです。血液検査によって体に何が起きているかを見ていきました。この患者さんのように口腔に症状があると栄養不足に直結します。どうしても噛まなくていいゼリーや柔らかい食べ物などを選ぶので必然的に栄養が偏ってしまいます。この方の場合は、たんぱく質はもちろん亜鉛などのミネラルも不足が重篤でした。またちょうど更年期も重なっていて、エストロゲンの守りも低下してしまったので症状がさらに強く出たものと思われました。そこで更年期障害に対してホルモン補充療法（ＨＲＴ）と貼付剤タイプのもので治療を開始し、のどのつまりや口腔内の違和感や痛みに対してリラックスする作用のある漢方薬の半夏厚朴湯をお湯で溶かしてして服用してもらいました。そして栄養不足として重篤だった亜鉛とプロテイン、さらに眠りも浅かったのでビタミンＢ群を医療用のサプリメントで補いました。受診の3回目くらいには何年も続いていた頑固な舌の痛みについて、症状を訴えなくなりました。痛みがないので、自然と食事内容も改善されていき、お肉やお魚、卵などを積極的に食べるようになっていきました。

　また、この女性の場合、頑張っている自分を認めて、自分を癒すことを忘れないということがいちばん大事なことだったのかもしれません。意識下で自分が考えていることは実は氷山の一角です。脳はさまざまな身体の部位に「これくらい大丈夫でしょ」と強要してきます。頑張り屋の方は特にその圧に屈してしまいます。でも何度もいうように体は正直です。いろいろなサインを出してくれています。今回の頑固な「舌の痛み」は、身体からの悲鳴だったのです。この痛みはただ舌に麻酔をかけても一時的で治癒しません。原因が明らかにならないといくら手を尽くしても症状は取れません。この方も原因である介護をやめることはできないとしても、今後はできるだけ他人を頼ったり1日10分でもいいから自分だけのために時間を使おうとする気持ちをもてることで、症状はこのまま治まるでしょう。

栄養が満ち足りると細かいことが気にならなくなる

ある疲労感を主訴にクリニックに受診しにきた女性がいました。彼女は夫が帰ってくる車の音が聞こえただけで全身の震えが止まらなくなるほど夫の心理的な暴力（ＤＶ）に苦しめられていました。それほどつらいのならばいっそのこと別れてしまえばいいのですが、経済的な問題などさまざまな理由から離婚ができないといいます。

採血検査では潜在性の鉄欠乏症と重篤なビタミンＢ群の不足を認めました。ＨｂＡ１ｃも５・７とやや高めでした。女性ホルモンの値からも閉経周辺期に入ったと分かりましたのでホルモン補充療法とビタミンＢ群を中心とした栄養療法を併用した治療を開始しました。すると間もなく「眠りが深くなりました」と外来で笑顔が出るようになりました。良い意味でどんどん彼女がおおらかになっていく様子が分かりました。夫の気配がするだけで吐き気や震えが出ていたものが、次第にあまり気にならなくなり、そのうち夫が同じ部屋にいても空気のようにしか感じなくなったというのです。

最後の外来では、「夫のことはＡＴＭだと思うことにします」と笑顔で言うまでになりました。その後、その方の娘さんが別の相談で受診していますが、母親はアイドルにはまって推し活を楽しんでいます、と話していました。枯渇していた栄養が充足されると、過敏過ぎていて今にも切れる寸前だった神経が休まり、体調全体が回復したと考えられます。これほどまでに人生が変わるのかという見本のような患者さんでした。

体調が回復してくると、思考が人間本来の形に戻ってきて、自分の思ったことや欲求なども素直に表すことができるようになります。家庭や学校、職場や地域のコミュニティーなど、多くの女性が自分を殺していまだ生活しています。もちろんわがまますぎても問題ですが、例えば家庭内でも母親や妻は、夫や子どもが自由に出かけても自分はなかなか自由に出かけられない人も私の外来では少なくありません。職場でも仕事ができて周囲の気持ちが分かる分、一人だけ仕事が集中して体調を崩し疲弊している方も多いです。栄養が充ちると、適切に休むことを自分にも許可することができるようになりますし、自分の意思……何かをやりたいといった欲求や逆にこれ以上はやらないといった素直な思いを自分で感じることができるようになります。

　患者さんのなかには何年も自分のための時間を使ってこなかったのに、治療を続けて体調が回復してくると、コンサートに出かけたり一人で旅行に行ったりするようになる人が何人もいます。あるいは体力的にも能力的にも社会に出るなんて無理、自分なんか何をやってもダメだと思っていた方が、十数年ぶりに働きに出たり、起業を考えて資格をとる勉強を始めたりもしました。

　患者さんには、「理由が分かれば治しようがあります」と常に話します。身体に起こっていることは、何かしらの理由があると考えています。症状そのものの所見だけでなく、その症状がなぜ出なければならなかったか、経過も大事です。現在の症状は、自覚症状であったり、採血や採尿データだったり、脈拍や血圧、顔色などさまざまな身体所見であるわけです。そして、問診によって、症状が出る前からの経過を聞きます。何かしらの「変化」はなかったか、そのときの患者さんを取り巻く環境はどういう状態だったか、女性の場合はさらにホルモン動態はどうだったのかを明らかにしていきます。また経時的なデータがあればそことも比べます。通常の基準はあくまで目安でしかありません。その方にとって、今の値はどうなのかも大事です。例えば、いつも白血球が４５００／μL前後の方が８０００／μLであればこの方にとっては異常値になります。しかし、双方とも基準値内ですから１回の値を見ただけでは異常なしとされてしまいます。

初診の患者さんの多くは「自分のこの状況はこれ以上悪くはなってもよくなることはない」「人生つらすぎる」「もうだめだ」「消えたい」と思い込んでいる方も多いですが、似たような状況から別人のように自分自身を取り戻して羽ばたいていった方々の話をすると、半信半疑ながらも血液データという客観的な指標で見ることができることに興味と希望をもつ方が多いです。でも数値以上に、自覚症状が回復することを約束します。

見過ごされがちな肥満体型の鉄不足

20代～40代くらいの女性に多いのが、一見するとふくよかな体型に見えるにもかかわらず鉄欠乏というパターンです。痩せて青白い顔色であれば、貧血などどこか具合が悪いのではないかと周囲から心配されやすいかもしれません。一方、肥満体形の方の場合、いくらめまいや息切れ、だるさなど鉄欠乏の症状を訴えても見逃されているケースが多々あります。

30代で仕事もバリバリこなすある女性は、月経過多で生理痛がひどく、それ以外にも便秘や抜け毛に悩んでいて受診しました。

いくつか問診をしていくなかで、私は体重の変化についても質問しました。患者さんは受診時、ややふくよかな体つきでしたが、それが若い頃からずっとそうなのか、最近になって体重に変化があったのかを知りたいと思ったからです。

体重に関する変化をみる見るときは、私はいつも一つの目安として20歳の頃の体重と比べます。ちょうど20歳の頃に体調を崩していた場合は、いちばん調子がよかった時期の体重を参考にします。何らかの持病がある場合を除き、多くの場合20歳前後は、心身ともに一人前の人間として完成します。

心臓は体中に血液を送り出すポンプ機能を持ちますが骨密度、20歳の体形から大抵のポンプの出力を決めます。ところがそのあと10kgも20kgも増えてしまったら、心臓はそれこそ「聞いてないよ！」状態になるわけですし体重もその人にとってのベスト、例えば高血圧の方には20歳の頃の体重に戻すよう指導しますが、これができると薬もいらなくなる方が多いです。

出産女性の場合、お産のたびに増えた体重が戻らずに子ども以上に自分が育ってしまう方も多いですが、ほかにも仕事や育児といったライフスタイルの変化、あるいは仕事上の人間関係、家族の問題などストレスなどさまざまな理由で10kg～20kgと短期間に増えてしまうことはもちろんあります。その変化が数kg～10kg未満という場合が少なくありません。そもそも1カ月のなかでも排卵日以降、月経前の黄体ホルモンが出る期間にむくみやすかったり、便秘がちになるなどであれば許容範囲内ですが、10kgも20kgも増えているとしたら要注意です。そこには何らかの普通ではない理由が隠されていることが多いからです。

昔、『淋しい女（ひと）は太る』（植松治彦氏／マガジンハウス）という本がありましたが、女性の場合は本当に心に空いた穴を埋めるために食べ物、特に糖質・炭水化物に走る人がとても多いと感じています。ストレスによる体重の急増は、男性よりも女性に多い印象があり、摂食障害も圧倒的に女性に多い病気です。ストレスを感じた際に満腹中枢が狂ってしまう現象は、女性の方が多いのではないかと考えています。

ストレスを感じたときの食行動について、クリニックを訪れた１２３名（平均年齢47・0±16・0歳、内、月経がある人61・８％）にアンケートをとったことがあります。ストレスを感じたときに、過食する人、拒食になる人、両方、食事に変化がない人の４つに分けたところ、過食する人が38・２％とやや多かったものの拒食の人、変わらない人は約30％とほぼ同等でした。このうち過食する人は何を過食するか、拒食の人は、その期間多少でも食べていたものは何かを尋ねたところ、両方とも糖質・炭水化物でした。マウスの実験でもストレスを加えたマウスは、通常食べている脂質の割合が１／３に減少した一方、炭水化物が９・５倍に増えることを自然科学研究機構生理学研究所の箕越靖彦教授が発表しています（２０１８年1月17日、米国科学雑誌「CellReports」にオンライン掲載）。血糖値を上げる食事をしているときはストレスや悲しい気持ちを食事でなんとか穴埋めしようとし、食べたあとに、一瞬忘れられます。でも一瞬です。食べきったあと、強い後悔を感じて自分を責めてしまうだけでなく急激な血糖値の低下により、食べる前よりも落ち込んだり、身体がだるくなってしまいます。

この患者さんの場合がまさにそうでした。20歳当時と比べて10kg以上の体重増加がありました。しかも短期間で体重が急激に増えてしまっていました。最初のきっかけは職場でのささいな叱責だったということですが、そのストレスを解消するために糖質に走り、炭水化物の過食が習慣化したといいます。無我夢中に食べている間は、嫌なことや不安なことは一切忘れられます。帰宅中にスーパーやコンビニでありったけの食糧、それも料理することなくすぐに食べられるようなものばかりを買っては、家に帰ると同時に過食することを繰り返すうちに体重が激増してしまったのです。

彼女は生理痛や月経過多、便秘、抜け毛に加えて立ちくらみもひどく、体重が増加する前、他の病院で貧血を指摘されたこともあったそうです。しかしおそらく生まれたときから鉄不足で病院を受診した際に、貧血だったせいだと思いますが、立ちくらみがするのはいつものことなので、本人はそれがおかしいことだと思っていませんでした。また、一度貧血を指摘されたことを伝えても鼻で笑われて「血は濃いくらいだよ。痩せて！」と言われたというのです。別の病院では、見た目がふくよかなことも関係してか、「貧血などないから心療内科か精神科を受診したほうがいい」と言われたこともあったそうです。

しかし月経過多ということは、毎月血液とともに大量の鉄を失っているわけですから、間違いなく鉄不足が潜んでいます。また立ちくらみや便秘、抜け毛などの症状も、鉄不足や亜鉛不足、たんぱく質不足も関係していると思われます。そして鉄不足の人は足りないエネルギーを補うために、すぐに使えるエネルギー源となる糖質や炭水化物に走ります。

食べてストレスを発散させる人で、肉を食べてストレスを発散させる人はあまりいません。噛まずに食べることが出来るものを摂りがちですし、内臓もくたびれているので、お肉など消化器官に負担をかけるような食材は無意識に避けるのです。

ほとんどの場合、甘いお菓子や菓子パン、麺類など糖質や炭水化物をよく噛むことなく食べてストレス解消しようとします。その結果、糖質過多と鉄不足はますます加速します。このように考えていくとこの患者さんのさまざまな不調の背景には、鉄不足が深く絡んでいることが分かるのです。実際に採血ではＨｂの値は14ｇ／dlでしたが、貯蔵鉄を反映するフェリチン値が３・５ng／mlと超重症鉄欠乏症でした。しかも、この方は糖質過多による脂肪肝が認められました。フェリチン値は、脂肪肝や炎症などでも上昇します。脂肪肝が原因で40～50ng／mlくらいフェリチンが上昇する方が珍しくありません。とするとこの方は、貯蔵鉄としての値はマイナス（!?）で、まったくないということが考えられました。

この患者さんの場合も低用量ピルで月経をコントロールするとともに、鉄など不足する栄養素を補う治療を続けることで回復していきました。一度増えてしまった体重はすぐには戻りませんが、たんぱく質を中心として糖質を抑える食事にすることで、徐々に体型も戻ると思います。過食・拒食に走る人は、とても優しい人です。ストレスやつらさを他者にぶつけずに、自分の内側にぶつける行為だからです。こうした人に対しては、栄養療法と同時にカウンセリングを行い、その人自身のすばらしさを認めあげて自己肯定感を高めてもらうことがとても重要だと感じています。

この患者さんの場合は、肥満傾向があり血栓症のリスクのため、体重が標準値に戻るまではピルではなく黄体ホルモン剤での治療により月経量も減らし、月経痛も治療しました。それとともに鉄のサプリメントを優先して摂取してもらいました。さらに脂肪肝を解決するためにもたんぱく質やビタミンB群のサプリメントも摂りつつ、抗うつ剤と抗不安薬も並行して少量から開始しました。今までは糖質が命を救ってくれました。でも糖質は「諸刃の剣」です。今倒れるというときは、強力にあなたを救ってくれます。それも優しく。

でも、いつもいつも摂っていると、麻薬のように依存性が強いものです。適度な距離を保ちつつ、人生を豊かにするものとしてありがたく摂るものだと思います。彼女は今は過食もほとんどなくなり、諦めていた資格を取るべく今の仕事を続けながら勉強に燃えています。おのずと体重も減少してきています。なにより初めて経験する鉄欠乏のない生活に、「毎日が楽しい、生きるのが楽しい」と涙を流しながらしみじみと話してくれました。

早発閉経といわれてホルモン補充療法を受けた女性
産後の栄養不良が原因だった

● 42歳2経産婦　早発閉経　転居のためHRT継続治療を希望

夫と小学生と中学生の息子さん二人と暮らす42歳の主婦の方です。第2子出産後月経は不順となり、34歳では月経がまったく来なくなってしまったと言います。近医で早発閉経と診断されホルモン補充療法（HRT）を継続しているということでした。当院へは転居のため、継続して治療を受けたいとのことで来院されました。初診時の採血ではフェリチンが一桁の潜在性鉄欠乏症、胃腸も悪く、たんぱく質も不足しビタミンＢ群も低下していました。痩せている割には、家族歴がないにも関わらず、血糖値はＨｂＡ１ｃ５・８％とやや高めでした。「これでは、うつ症状が出ていておかしくないですね、疲れやすくないですか？」と尋ねると、「子どもの友達が遊びに来ると、翌日はまる１日寝込みます」といいます。

家族の食事はなんとか作るものの、自分は食べることすら疲れてしまい、食事の量も結婚前より随分減っているということでした。夕飯の支度の前には、チョコレートを２－３粒食べているともいいました。採血上、栄養不足が顕著なことを伝え、３食自分の分もきちんと摂ることを指導しました。鉄とビタミンＢ群、プロテインなど医療用のサプリメントの補充も行いました。また、ホルモン値からは閉経でない可能性もあり、さらには周期性投与といって月経を起こす投与方法だったため、一旦ＨＲＴを中止しました。すると、栄養状態が改善するとともに月経は自然に回復し、家族を送り出した後、日中はほとんど横になっていた彼女が、「昼間起きていられます」と笑顔がでるようになりました。今では、２人のお子さんも大学生となり、彼女は大学生の頃からの夢だった服飾系の会社を起業するまでとなっています。

不妊症のなかでも「卵子の老化」は高齢妊娠が増える日本では問題となりますが、年齢が若くても糖質偏るような栄養状態では、細胞の糖化が起こり、卵子は老化します。不妊症だけでなく、早発閉経は骨粗しょう症も深刻となり全身の老化を早めます。

不調の原因が更年期障害だけではないこともある

40代、50代での不調は、医療者であっても「ホルモンのバランスが崩れて」起こっているといいがちです。なかには30代であっても60代であっても更年期障害ではないかと来院される方も少なくありません。確かに、不定愁訴を来す疾患の代表は「更年期障害」です。ただ、たとえ40～50代であっても卵巣やこれまた女性に多い甲状腺のホルモン異常が原因ではなく、実際には鉄をはじめとする栄養不足やそれに伴う血糖値の乱高下などが原因の体調不良も多く見られます。

もうすぐ50歳の誕生日を迎えるという頃に、初診でやってきた女性がまさにそのケースでした。彼女は耳鳴りや聴覚過敏、記憶力の低下、手足のしびれ、ホットフラッシュ、イライラ、不安感、そして味覚の低下などを訴えて受診しました。私のクリニックへ来る前に心療内科を受診していて薬も処方されていましたが、まったく症状が改善しないということでやってきたのです。

娘と息子の２人の子どもがいますが、夫は育児にまったく協力せず、家を建てるときも仕事を転職するときも、相談なく勝手に決めてきたり、近所に住む自身の母親（患者さんからは姑）にだけ話していたりと家庭はホッとする場所ではないといいます。

患者さんは姑との折り合いもよくありませんでした。子どもたちが緩衝材となってかろうじて家庭内の安定が保たれていましたが、子どもたちが就職して家を出てからは今まで以上に家庭内の空気が重苦しく感じられるようになりました。子どもたちがたまに帰ってくると本当にうれしく気分が晴れるのですが、再び子どもたちがおのおのアパートへ戻る日は、駅まで送ってからしばらく車の中で涙が止まらず、自宅へ帰ることができないほどだといいます。

彼女の生い立ちも複雑でした。３歳のときに両親が離婚し、何度も結婚と離婚を繰り返す父親の下で、継母や異母弟妹たちと神経をすり減らしながら暮らしてきたのです。そのため嫁ぎ先でうまくいかなくても帰る実家はなく、つらくても我慢して暮らしていかなければなりませんでした。

患者さん自身、人間関係によるトラブルが起きて、職を転々としていました。更年期にさしかかる頃に、家庭や職場の問題が積み重なってさまざまな症状が出現してしまったのでした。彼女が私のクリニックにやってきたときはまるで生きる屍のように生気がなく、必要最低限の活動以外はずっと横になっている状態でした。聴覚過敏の症状がひどく、換気扇の音が耐えられないため台所にも立てず、周囲の車の音が気になって車の運転もできなくなっていました。山梨は車社会ですから運転が出来ないと日常生活がままなりません。味覚もないため、食べることもつまらないといいます。外来では、「自分に生きる意味はない。ただ死を待っているのです」と力なく言うほどでした。

　彼女に対する治療ですが、卵巣機能の低下によると思われる症状に対しホルモン補充療法（ＨＲＴ）を開始しました。ＨＲＴによってホットフラッシュはすぐに和らぎましたが、聴覚過敏や味覚異常の症状は一層ひどくなっていきました。味覚異常で食欲がわかず、体重減少が止まりませんでした。

　聴覚過敏や味覚異常の症状から亜鉛欠乏が疑われたので血液検査をしたところ、やはり重度な亜鉛欠乏がありました。通常80μg／dlは必要なところが、彼女の体には54μg／dlしかなかったのです。これほどまでに栄養素が不足しているならば、生気がなくなっても不思議ではありません。

味覚異常によって食欲が低下すると、たんぱく質やビタミン類など必要な栄養素がどんどん不足して負のループに陥ってしまいます。彼女の聴覚過敏などはビタミンＢ群不足も大きく関わっていると考えられますし、前医での治療も消化管機能の低下から処方薬も充分に効かなかった可能性があります。

医療用サプリメントの亜鉛の30㎎／日の投与を開始しました。それとともに亜鉛が多く含まれる、赤身の肉・魚などの摂取も促し徐々に亜鉛の値も上昇し、味覚が戻るとともに全身状態が改善してきました。現在では、体重も回復し、当初の症状はほぼ消失。日常生活も普通に送ることができています。以前の生活を振り返って「受診当初は、食べられず、感動することもなく、毎日、ただ横になって死を待つだけだった。今考えると怖い」と話しています。

そこで彼女に対してはホルモン補充療法に加えて、亜鉛やビタミンＢ群の医療用サプリメントを摂取してもらいました。特に亜鉛は医療用サプリメントで１日30㎎の投与を開始しました。その結果みるみるうちに味覚が戻って聴覚過敏も改善し、健康を取り戻していったのです。味覚が戻れば食欲も回復します。全身状態は改善していきました。少しずつ体重も元通りになっていきました。またビタミンB群を取ることで眠りも深くなり、体をしっかり休めることもできるようになりました。栄養が足りてくるとあまり細かいことで悩まないようになる人が多いのですが、彼女もあれほど嫌だと感じた夫の言動さえそれほど気にならなくなっていったといいます。初診時に合った症状はほぼ消失。日常生活も普通に送ることが出来ています。今ではまったく治療が必要なくなり、日々の食事だけ気をつけてもらってとても健康的に過ごすことができています。

　このように年齢的に更年期障害が疑われる患者さんに対して、ホルモン補充療法などの治療を行ってもなかなか症状が改善しないことがあります。そのようなときは栄養欠損についても調べて必要な治療を行うことで、驚くほど健康を取り戻すケースがあることをぜひ知ってほしいと思っています。

　この患者さんのケースでは比較的早い段階で健康を取り戻すことができましたが、こうしたケースに遭遇するにつれて、つくづく亜鉛欠乏は恐ろしいと思うようになりました。完全に味が分からなくなってしまえば別ですが、少々味覚が落ちているくらいでは異変に気づくことができません。鉄欠乏と亜鉛欠乏はほぼ重なると考えられます。日本人が鉄欠乏が多いことは繰り返し書いてきました。同様に亜鉛欠乏も多いはずです。

ビタミンＢ群不足によりメンタル不調、肌荒れを起こした症例

●33歳　自営業（起業）　月経痛、肌荒れ

月経痛と肌荒れを主訴に来院した女性。１年前に起業し、忙しく、食事も１日１食、睡眠時間も短くなり、２カ月前には一月で４～５kg体重が落ちたという。抑うつ度をみる心理テストでは中等度から重度のうつが疑われる数値でした。子宮や卵巣には形態上の異常はなく、月経困難症の診断でＬＥＰ（ピル）を、抑うつに対してはＳＳＲＩ（抗うつ薬）を処方しました。

採血上は、ＡＳＴ 13、ＡＬＴ 11と顕著なビタミンＢ群不足で、血清鉄も38、血小板も36・９と軽度上昇を認め、潜在性の鉄欠乏症を認めました。これまで受けた健康診断もお持ちくださっていたのですが、20代は白血球は７０００台であったのに対し、初診時の採血は炎症反応は認めないにもかかわらず、白血球は１０５００。もちろん、感冒様症状や

腹痛もありません。吹き出物など顔の皮膚炎だけでした。また、血糖値はHbA1c 5・8と上昇していました。食事が摂れない分、通勤途中の車の中でチョコレートを食べることが多かったようです。またストレス下では、副腎からアドレナリンがでるなどして、食べていなくても高血糖となりがちです。糖質はエネルギーとして使われますが、使う以上の糖質摂取すると体内のたんぱく質と一緒になり糖化を起こし、終末糖化産物となります。これをAGEs（Advanced Glycation Endproducts）といい不可逆性（戻らない）こげのようなものです。この糖化を防ぐためにビタミンB群が使われます。つまり、糖質を多く摂取するとビタミンB群を消費してしまうのです。ビタミンBが不足すると糖化を促進して肌の老化が進むだけでなく、不眠症や抑うつ症状、音や気配などに対して敏感になりやすくなります。

この方にも薬と併せてビタミンB群の医療法のサプリメントを中心に処方していたところ、3カ月後には皮膚のトラブルがあったとは思えない綺麗な肌で別人のようなバイタリティ溢れる素敵な姿で現れました。自信に満ち溢れる本来の彼女になったのでしょう。

どんなに才能があってやる気がある方でも、先立つもの（＝栄養）がないと、実力を発揮することが出来ません。もったいなくないですか？

重度のたんぱく質不足がアミノ酸の摂取で改善

たんぱく質は人間にとって主原料です。ですからあらゆる年代の人に必要ですが、特に世界一高齢化の進む日本では、高齢者の低栄養が問題になっています。２０２２年９月１日時点の住民基本台帳に基づく１００歳以上の高齢者の数は９万５２６人。そのうち89％が女性です。１００歳以上人口の増加は52年連続しています。少し前までは粗食が体にいいなどといわれたりもしました。お米とみそ汁、漬物でいい、という具合です。おそらくこれは、第二次世界大戦後、食べ物がなくひもじかった時代から、高度成長期で飽食の時代となり、身体を動かさないのに、毎日パーティーのように食べて飲んでという状況から、肥満や糖尿病、脂質異常症など成人病（今でいう「生活習慣病」）が急増したことによっていわれた言葉でしょう。ただし、たんぱく質を多く摂取したことで、日本人の平均寿命が飛躍的に伸び、体格もどの年代もよくなりました。粗食でイメージするような「ザ・和食」を食べていた江戸時代人が一番平均身長が低かったなんていうデータもあるようです。

むしろ、お肉などをしっかり食べていた縄文人たちのほうが身長が高かったのです。

　高齢になっても心身の健康を保つためには、転倒予防にも肉や魚を中心としたたんぱく質を意識して摂ることが重要です。２０２０（令和２）年4月から厚生労働省も健康増進法に基づく日本人の食品摂取基準として、65歳以上の高齢者が1日に摂取するたんぱく質の目標量の下限を引き上げ、「体重1キログラム当たり少なくとも1グラム以上のたんぱく質の摂取」が望ましいとしました。たんぱく質が不足すると、高齢者は筋肉が衰えるなど「フレイル」（虚弱）という状態に陥りやすく、運動・認知機能が低下することが分かっているからです。特に女性は「骨折→寝たきり→認知症」という怖いシナリオがあります。骨折の原因として、「転倒」がありますが転倒しないためにも、筋肉をきたえて維持することが大事です。

　しかしただやみくもに運動しても筋肉にはなりません。よく、ホイップクリームの話をします。ホイップクリームを作るとき、生クリームや牛乳を混ぜて作りますが、もし水だけしかボウルに入っていなかったとしたらどうでしょう。何時間混ぜ続けても、ホイップクリームにはなりません。たんぱく質や鉄分、ビタミンB群などの栄養がない方が運動するとこれと同じ状態になります。むしろ疲弊する分マイナスになります。では、今日話を聞いたから、「早速ステーキ３００ｇ食べます！」と行動したらどうでしょう。おそらく夜じゅう、お腹が痛んだり、翌日まで胃がもたれて食事が1日摂れないなんてことが起こりかねません。

お肉やお魚を食べて消化できる胃腸を作ることが大事です。「継続は力なり」です。女性は月経がある間、つまりエストロゲンが出ている間は、無理が利きます。でもそれでいいと勘違いしていると、閉経後に一気に体調不良になってしまう方が少なくありません。今まで肉や魚を食べてこなかった方は、少しずつひき肉からでもコンスタントにたんぱく質を摂るようにしてみてください。そして少しずつでも量を増やしていってください。

理容師として自分の店を切り盛りしていたある女性は、まさに肉や魚が少ない食生活を若い頃から続けてきて、閉経後に強い体調不良に襲われて寝込んでしまうことになりました。彼女は理容師の仕事が大好きで、仕事が生きがいだと言っていました。しかし50代に入って閉経を迎える頃から原因不明の体調不良に襲われて、ひどいめまいを覚えてまっすぐ歩けなくなったり、理容師として働くどころか日常生活もまともに送ることができなくなったりしてしまったのです。

大好きだった仕事もできなくなってしまい、毎日ただベッドで横たわっているだけの生活となり、精神的にもひどいうつ状態となってしまいました。ずっと横になりながら、口から出る言葉は「もうだめだ」「死にたい」というようなものばかりで、心配した家族が私のクリニックへ連れてきたのです。

診察室で会った彼女は一見してとても痩せて細く、筋肉が落ちてたんぱく質不足が疑われる体型をしていました。血液検査をしたところ、たんぱく質だけではなく鉄や亜鉛、ビタミンB群の不足も分かり、意欲の低下や頭の回転が悪くなり、段取りがつかない状態でした。自分自身が情けなくなり、焦りから時々パニック症状が出たりしていることも推測されました。

この場合も鉄やビタミンを補いつつ、日々の食生活を改善してもらうアドバイスをするのですが、彼女は10年ほどの長期間、たんぱく質をはじめ栄養不良があったと推測されたため、いきなり肉や魚をたくさん食べてくださいといってもなかなか食べることができません。

市販のものより消化吸収がいいとされる医療用のプロテインを試しましたが、これでも腹が張ってしまうなど消化器症状の訴えがありました。このため彼女の場合は、いきなり肉やプロテインではなく、まずはアミノ酸を摂取してもらうことからスタートしました。

アミノ酸とは、たんぱく質を構成する有機化合物のことです。たんぱく質を直接摂取することができればいちばんいいのですが、それが無理だったので、たんぱく質の材料を補うことで、少しずつたんぱく質不足を解消していくことを目的にしました。

この女性の場合はアミノ酸を摂取し始めてから、まずめまいがなくなりました。起き上がることすらできなかったのが、ふらつくことなく普通に立って歩けるようになりました。自分でも「ちゃんと食べなければ」と自らたんぱく質を意識した食事を摂るようになりました。今でも時折クリニックを受診する彼女は「アミノ酸だけは欠かせない！」と笑いながら話します。元気になった患者さんのことを、ご家族はもとより、昔からのお客さんも、皆喜んでくれるといいます。今でも毎日アミノ酸を摂取しながら、若い頃よりもむしろ元気に理容師として活躍されています。

重度の栄養不足で立ち上がることもできなかった女性

20代でも歩くどころか立ち上がることすらできずに、診察室ではいつも横になっていた方がいます。この方は初診の1～2カ月前に甲状腺の疾患で手術を受けたといい、首にはまだ赤々とした傷痕がありました。当院には月経不順と月経困難症を主訴に受診されました。顔は青ざめていて痩せ型、声も小さく、目も合わせない様子でした。

精神科に通院しており抗うつ剤が処方されていましたが、体調は一向に回復しない、むしろ悪化していくようだといいます。一人では歩くこともできず、母親に抱きかかえられるようにして診察室に入り、診察には毎回母親も付き添っていました。体調が一向に回復する気配がなく、母親とも険悪になることが多いということでした。大学はなんとか卒業したものの、就職するどころではなく、このまま一生寝たきりになるのかと絶望した様子でした。

この女性のケースでも重度のたんぱく質不足や鉄不足、ビタミンＢ不足などがあったため、ホルモン剤（ＬＥＰ製剤）で月経をコントロールするとともに医療用サプリメントによる栄養療法を開始しました。毎日の食事は母親の協力も得ました。いきなり肉を食べることは難しくても卵料理を増やしたり普段の食事に鰹節をふりかけたりなど、少しでもたんぱく質を意識した食事に変えていくようにアドバイスをしたのです。

重度のたんぱく質不足、鉄不足だったのですぐに症状が改善することはありませんでしたが、それでも根気よく治療を続けていくうちに、少しずつ顔色がよくなり、笑顔が増えてきました。健康を取り戻すにつれて、気持ちも前向きになり活力が戻ってきたようでした。本当は一人暮らしがしたい、県外に住む友人に会いに行きたいなどと、外来のたびに語られるようになりました。そのうち彼女は自分の将来の夢についても話してくれるようになりました。彼女の夢というのは公務員になることでした。

初診の頃は今にも意識を失いそうな様子でベッドに横たわっていた女性が、将来の夢を語るまでに回復したことに、私は心底うれしく思いました。そして彼女に対しては、夢をかなえるためにしっかり栄養を摂るようにアドバイスを続けていったのです。栄養状態がよくなるにつれ、薬の効きもよくなり、精神科で処方されていた薬も減量できました。診察室ではいつも寝たきりだったのが、数カ月経つ頃には椅子に座って診察を受けられるようにもなったのです。ある日、スラっと背の高いモデルさんのような素敵な方が診察室に入室されました。椅子に座るとなんと彼女でした。母親の付き添いもなく一人で立って歩き、椅子に座って診察を受けられるようになったのです。

１年が経つ頃、彼女は公務員試験を受けるための塾を探して、車の運転も再開し、自分一人で通い出しました。そして、見事念願だった公務員試験の合格を勝ち取ったのです。

これには母親も私も飛び上がらんばかりになって女性と一緒に喜びました。今では公務員として働きながら念願の一人暮らしをして、ペットの猫の世話までしているそうです。

再び彼女が本当の自分を取り戻し、自分の足で人生を歩むことができるようになったことを心からうれしく思いました。

第6章

毎日の食事を見直し、心と身体の健康を保つ

ロボット掃除機を使いながらスポーツジムに通う矛盾

人類が誕生して600万年とも700万年ともいわれていますが、今日より明日はきっと良くなると信じて我々人類は文化や文明を発展させてきました。しかし今、その未来への希望に陰りが見えているような気がしてなりません。もしかしたら私たちの暮らしは快適なゾーンを通り越してしまったのではないかと思うからです。

私たちの生活は矛盾が溢れています。運動をしたほうがいいとは多くの方が理解しています。しかし例えば、スポーツジムに行っている間、家ではロボット掃除機を使用しつつ、自家用車で往復しています。時短で今時のようですが、これもよくよく考えれば滑稽な話です。家で雑巾がけをしたり掃除機をかけたりすれば、それだけでも十分体を動かすことはできますし、移動もできるだけ歩いたり自転車を使ったりすれば運動になります。

不眠に悩む方も年代問わず多いです。理由はさまざまありますが、現代人に共通する要因としては、一つには運動不足がありますし、昼夜問わない生活環境があります。

かつて人間がもっと原始的に暮らしていたときは、日の出とともに活動を始めて身体を動かし、日が沈んだら家に戻り、夜の明かりは月や星灯りと焚火の灯りくらいで、自然に眠りにいざなわれたことと思います。しかし現代では夜になっても街には煌々と明かりが灯り、スマートフォンやタブレット、パソコン画面からはＬＥＤのライトや刺激的な音楽などが真昼のように目や耳そして脳を刺激します。夜勤がある方も少なくありません。昼間は仕事、帰宅の途中で買い物をして、帰ったらすぐ家事といった生活を送る女性がたくさんいます。夕飯を食べると1～2時間中途半端に居間のソファやこたつで寝てしまい、深夜に家事の残りや明日の準備をする方も多いです。バラバラに帰宅する家族の送迎から夕飯まで担っている方や、少しずつ変わりつつあるものの、まだ男性が外で仕事を女性が家事を行うという仕事環境を引きずって、男性社会に合わせた仕事環境で自分の生活時間を削ってサービス残業を深夜や休日までしている方もいます。文明の利器は、人間を豊かにしてくれるものだったはずが、昔より常に忙しく時間に追われて心も身体も疲弊しているようにも思います。

私たちの体内では夜にかけて体内時計を調節するメラトニンというホルモンが増加して、次第に眠気を感じるようになっています。この生体内のリズム（サーカディアンリズム）

を無視した生活を長時間続けることは当然心身に不調を来します。

２０２１（令和３）年度版の経済協力開発機構（ＯＥＣＤ）の調査によると日本人女性は世界一睡眠不足といわれています。

年代にもよりますが6時間から8時間の睡眠時間が必要とされますが、厚生労働省の国民健康・栄養調査によると、１日の平均睡眠時間が6時間未満の割合は、男性が37・５％、女性は40・６％と、女性の４割が睡眠不足であることがわかりました。厚生労働省は２０２４（令和６）年度から２０３２（令和14）年度まで睡眠時間を増やす「健康日本21」の計画を始める予定です。

睡眠が足りないのなら、さぞ寝つきがいいかというとそういう方ばかりではありません。むしろ「もうこんな時間！　あと5時間後には起きなくちゃ!!」と緊張状態のまま寝ようとして焦れば焦るほど眠れず、うつらうつらとただ目を閉じているだけで朝を迎える方が多くいらっしゃいます。

人間は生身の体であって機械ではありません。午前0時になったからといってスイッチを切るようにすぐに眠りに落ちるというわけにはいかないのです。

当たり前のことを当たり前にやる

「当たり前のことを当たり前にやろう！」これは、私の中学・高校時代の恩師が常に口にしていた言葉です。時間に遅れないように5分前に着くようにする、人の話を聞くときは肘をついたり足を組んだりしないで静かに聴く、複数人で道を歩くときは横に広がって対抗者の邪魔にならないようにする……。「当たり前のこと」はされても不快に思う人はいないことばかりです。些細なことではありますが、最近はこの「当たり前のこと」が少しないがしろにされることが多いように思います。自分さえよければいい、他人のことなどどうでもいいという傲慢さが垣間見えます。

私がこれまでお話ししてきたことも、当たり前のことばかりです。

きちんと睡眠をとって日の光を浴びましょう、「動物」ですから体を動かしましょう、そして人間が本来食べるべきものを食べましょう。時代によって流行りすたりはありますが、こうした根源的なことは変わりません。昨今は人間を機械と競わせたり、過度に効率重視になっているように思います。人間は動物です。機械と異なり、部品である手足や臓器などを組み合わせれば出来上がるものではありません。古来より「魂」とか「気」「霊性」といった言葉があります。今の科学ではまだ証明出来ないだけで、多くの人が「感じて」は来ました。出産や死、女性では月経などは、月の満ち欠けとも関係しており今の時代唯一人が動物であることを感じる現象かもしれません。

「人間は動物であるから動く、動くから日にも浴び、疲れるから寝る。生きるため、動くためには栄養が必要で、基本、肉・魚・木の実をよく噛んで食べて長らく生きて来た生き物」これらは理屈ではなく事実です。人間はこのようにして生きるといいように出来ているということなのです。

　過度に負担がかかるところは改善してきて寿命も延びました。特に、日本は戦後、世界で最も速いスピードで生活環境が変化しました。どの時代をみても例がないほどです。これは寿命の延びをみても明らかです。縄文時代から昭和の初期まで約1万年以上かけて寿命を約20年延ばしてきたのに対し、戦後わずか70年ほどで30〜40年延ばしているのです。一方で平成以降がんやアレルギー、うつなどの精神疾患、認知症、寝たきり、引きこもり、発達障害や不妊などさまざまな問題が起こっています。不妊症一つとっても、原因はさまざま挙げられますが、俯瞰してみると、今のままでは生物としては子孫を残すのに適していない状況であるといえます。新しい発見の日々で毎日が楽しいはずの小児期や思春期の子どもたちが、引きこもらざるを得ないというのは大問題だと思うのです。

「当たり前のこと当たり前にする」時代は変わっても、基本は変わりません。動かない、日にあたらない、糖質・炭水化物の偏った食事、夜も活動して睡眠不足か昼夜逆転……。これでは本来の人間の生活とは乖離し過ぎています。「時代は変わったから」で片づけるのではなく、「本来、人間とはどういう生き物か」を改めて思い返し少しでも近づけることが今必要なのではないでしょうか。

男はつらいよ……
でも、女はもっとつらいよ⁉

私のクリニックには、生きるか死ぬかのようなつらい症状のある患者さんがたくさんいらっしゃいます。病院を転々として、すでにたくさんの薬を服用されている方も少なくありません。それでもつらさが改善せず、自分が他の人よりがんばれないからだと思ったり、神経質すぎる性格だから仕方がないとあきらめてしまったり、どうせ誰もわかってくれないしこの状況は変わらないと怒りの感情も湧き上がっている方もいます。

人によってさまざまな症状がありますが、そのつらさの根底に栄養不足があると知ると「えっ、そんなこと⁉」と拍子抜けして驚く方がほとんどです。自分は普通に食べていると思っていますし、むしろ食べ過ぎて太っていて、栄養過多だと思うからです。

本書でお話ししてきたとおり、日本人は思っている以上に栄養不足です。カロリーではなく、本来摂るべきたんぱく質やミネラルなどの栄養素不足が顕著です。特に女性はほとんどの方が、月経があるために鉄分をはじめとした栄養が枯渇状態にあります。

閉経後は月経がない分、多少鉄欠乏は改善します。ただ、「多少」です。長年なじんできた食材である糖質や炭水化物を知識がないとそのまま食べ続けてしまいます。

生活習慣病は、高血圧、糖尿病、脂質異常症、肥満、喫煙とありますが、いずれも動脈硬化を予防するためです。ただし、男性はこの５つ注意する必要がありますが、日本人女性は糖尿病と喫煙を注意することとなっています（家族歴などある方を除く）。

糖尿病と骨粗しょう症、糖尿病とうつ、糖尿病とがんなども関連しています。さらに口から摂取することが難しいビタミンＤも鉄欠乏と関与していることがわかっています。

どうでしょうか？「女はつらいよ！」と思いませんか？

それでも女性は長生き！
糖を「推し」に！

女性は鉄欠乏を中心に栄養不足の中で歯を食いしばって生きています。最もつらい性成熟期、エストロゲンを主役とした女性ホルモンになんとか助けられます。ただ、女性ホルモン値は日々変化します。このホルモン値の変化に翻弄されるのです。さらに生活環境の変化も女性は多く経験します。「変化はストレス」。ここに新たに加わった変化が「血糖値の変化」です。

糖質や炭水化物は、「飲むとすぐ効く痛み止め」のごとく、悲しいときつらい時、疲れて一歩も動けない時でも、口にすると一瞬にして嫌なことを忘れ動けるようになります。だからこそ古今東西でもてはやされ、多くの国で主食とされますし、貴族や王族だけが食べられる高級で貴重なものとして存在してきました。憧れの存在だったわけです。その後庶民が食べられるようになってもご褒美的な存在でした。この距離感が体にも心にもほどよいものだったのだと思います。「有り余る糖」を摂取するように人間の身体は想定されていないのです。

「欲」があるから人間は生きていくことが出来ます。ただ、「欲望のまま」生きてしまうと思わぬしっぺ返しがもたらされます。糖質や炭水化物も同様です。美味しいから、手軽だからと、動くこともせずにただただ食べ続けてしまうと、心身ともに傷つくことになります。今までの人類は、ある意味欲望のまま進めばよかったのかもしれません。このピークは過ぎました。これからは、「知識を得て、理性をもって生きる」という段階に来たのだと思います。

糖質を渇望するとき、それはただ「美味しいものが食べたい」というだけでなく、「それだけ今つらい」という心身からの合図でもあるのです。がんばり過ぎていませんか？自分を犠牲にし過ぎていませんか？

「何もする気が起きない、生きるのがつらい」といって受診された患者さんの中には、栄養療法で元気になり「推し活」にはまってコンサートに行ったり、それが縁で遠方に友人が出来たりと生き生きと生活している方がいます。仕事のモチベーションにもなっているようです。糖質や炭水化物も、まさに「推し」としてとらえるといいのかもしれません。

罪悪感なく美味しく食べるために、普段は糖を使う筋肉を作るべくたんぱく質やミネラルを意識した食事を心がけ、出来るだけ体を動かす。「食物繊維⇒たんぱく質⇒炭水化物・糖質」の順に食べることやよく噛むことなど、出来るだけ血糖値の変動がないようする。

こうした知識を持って現代を生きている恩恵を十二分に受けたいものです。

「女はつらいよ」……でも女性は長生きです。せっかく延びた寿命を元気であなた本来の力が発揮でき充実した人生を送れますように！　応援しています！

おわりに

前著の『自分の体にもっとやさしく』（現代書林）を出版してから10年が経過しました。この間、新型コロナウイルス感染症が世界的に流行し、人類は未知のウイルスを戦わなければならなくなるなど、私たち生活には大きな変化がありました。価値観も変化しました。これまでよしとされてきたことが否定され、教育も働き方もジェンダーについても、いい変化であろうことも、どこか行き過ぎていたり、かえって新たな価値観を押し付けられるような感覚を覚えてもやもやしたりすることもあるかもしれません。医学においてもその時代その時代で流行はあります。漢方医学などは明治維新後、一旦、医学教育などからはあまり重きを置かれず軽んじられて時期もありました。しかし、道理が通ったことは、必ず光を浴びます。食事も同じです。基本、我々「ヒト」が摂取するべきものは、ここ数十年で生活様式が変わったとしても変わりません。文明が進んで、より美味しく安全に食べられるものが増えたことはとても幸せなことです。でも、美味しさ、手軽さばかりで知識がないと、たんぱく質やミネラルなどの必要な栄養は充分摂らないのに、糖質や炭水化物ばかりを摂りすぎて、身体を壊すことになってしまいます。ストレスは万病のもとと言われますが、ストレス下では血糖値が上がりやすいことも記しました。自前で上げた血糖値に対しても、自前のインスリンで下げますので、食事も糖質を欲するようになります。ストレスがあるところで多くは脳も体も疲弊していて運動する意欲もなる方が多くなります。こうして堂々巡り、負のスパイラルが形成されます。

行動もしかり。機械がない時代より、過重な労働が減ったことで寿命は延びました。ただ、今は「ちょうどいい」ところを少し超えてしまっているように思うのです。

「欲」があることで、人間は進化してきました。ただ、何においても「いい加減」が必要です。「いくらでも楽に美味しいものを食べて、疲れないように動かずに寝ていたい」こうした欲望は、今の日本であればかなえることが出来てしまうのです。実際かなえている方も少なくないでしょう。でも、人生このまま過ごせるようには出来ていません。「こんなはずではなかった」と後悔することが少しでも減るきっかけになれたら嬉しいです。

昨今ＡＩと人間との対比がよくなされます。でも人間は霊性をもった生き物です。どんな機械にも負けない精巧な作りをしています。だからこそこの精巧な身体を動かすために、本来の摂るべき燃料（栄養）が大事なのです。スポーツカーはガソリンがなければ動きません。それと同じです。栄養がないだけで、本来のその人の実力が出せず、自信をなくしています。

自分を大切に。多くの女性が真に自分らしい人生を送れるよう願っています。

武者稚枝子（むしゃ ちえこ）

東京女子医科大学産科婦人科学教室非常勤講師、稚枝子おおつきクリニック院長、医学博士。山梨県大月市に生まれる。東京女子医大医学部・同大学院卒業後、同大附属病院、同青山女性・自然医療研究所、小川赤十字病院、湘南記念病院、大月市立中央病院勤務などを経て、2011年1月、地元大月市で、「稚枝子おおつきクリニック」を開業。産婦人科専門医、日本女性心身医学認定医、日本医師会認定産業医・スポーツ医など専門分野で活躍する一方、日本舞踊花柳流名取、ヒーリングセラピスト、妖怪博士などと多才な一面を併せもつ。

本書についての
ご意見・ご感想はコチラ

産婦人科専門医が教える！
不定愁訴を治す食事

2024年3月22日　第1刷発行

著　者　　武者稚枝子
発行人　　久保田貴幸

発行元　　株式会社 幻冬舎メディアコンサルティング
〒151-0051　東京都渋谷区千駄ヶ谷4-9-7
電話　03-5411-6440（編集）

発売元　　株式会社 幻冬舎
〒151-0051　東京都渋谷区千駄ヶ谷4-9-7
電話　03-5411-6222（営業）

印刷・製本　中央精版印刷株式会社
装　丁　　立石 愛
装　画　　土屋みよ

検印廃止

Printed in Japan
ISBN 978-4-344-94690-3 C0095
幻冬舎メディアコンサルティングＨＰ
https://www.gentosha-mc.com/